PREVENINDO A PRÓXIMA PANDEMIA

Nota

A medicina é uma ciência em constante evolução. À medida que novas pesquisas e a própria experiência clínica ampliam o nosso conhecimento, são necessárias modificações na terapêutica, onde também se insere o uso de medicamentos. O autor desta obra consultou as fontes consideradas confiáveis, num esforço para oferecer informações completas e, geralmente, de acordo com os padrões aceitos à época da publicação. Entretanto, tendo em vista a possibilidade de falha humana ou de alterações nas ciências médicas, os leitores devem confirmar estas informações com outras fontes. Por exemplo, e em particular, os leitores são aconselhados a conferir a bula completa de qualquer medicamento que pretendam administrar, para se certificar de que a informação contida neste livro está correta e de que não houve alteração na dose recomendada nem nas precauções e contraindicações para o seu uso. Essa recomendação é particularmente importante em relação a medicamentos introduzidos recentemente no mercado farmacêutico ou raramente utilizados.

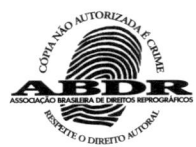
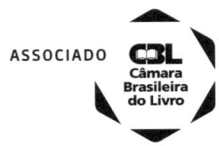

H832p Hotez, Peter J.
        Prevenindo a próxima pandemia : diplomacia das vacinas em tempos de anticiência / Peter J. Hotez ; tradução: André Garcia Islabão. – Porto Alegre : Artmed, 2021.
        xv, 190 p. : il. ; 23 cm.

        ISBN 978-65-5882-018-5

        1. Epidemiologia. 2. Saúde pública. 3. Vacinas. I. Título.

        CDU 616-036.22

Catalogação na publicação: Karin Lorien Menoncin – CRB 10/2147

PETER J. HOTEZ, M.D., Ph.D.

PREVENINDO A PRÓXIMA PANDEMIA

*Diplomacia das vacinas
em tempos de anticiência*

Tradução:
André Garcia Islabão
Médico internista.

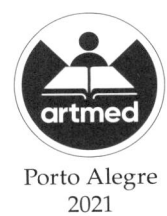

Porto Alegre
2021

Obra originalmente publicada sob o título
Preventing the Next Pandemic: Vaccine Diplomacy in a Time of Anti-science
ISBN 9781421440385

Copyright © 2021 Johns Hopkins University Press
All rights reserved. Published by arrangement with Johns Hopkins University Press, Baltimore, Maryland.

Gerente editorial: *Letícia Bispo de Lima*

Colaboraram nesta edição:

Coordenador editorial: *Alberto Schwanke*

Preparação de originais: *Tiele Patricia Machado*

Leitura final: *Luísa Rabaldo*

Arte sobre capa original: *Kaéle Finalizando Ideias*

Projeto gráfico e editoração: *Clic Editoração Eletrônica Ltda.*

Reservados todos os direitos de publicação ao
GRUPO A EDUCAÇÃO S.A.
(Artmed é um selo editorial do GRUPO A EDUCAÇÃO S.A.)
Rua Ernesto Alves, 150 – Bairro Floresta
90220-190 – Porto Alegre – RS
Fone: (51) 3027-7000

SÃO PAULO
Rua Doutor Cesário Mota Jr., 63 – Vila Buarque
01221-020 – São Paulo – SP
Fone: (11) 3221-9033

SAC 0800 703 3444 – www.grupoa.com.br

É proibida a duplicação ou reprodução deste volume, no todo ou em parte, sob quaisquer formas ou por quaisquer meios (eletrônico, mecânico, gravação, fotocópia, distribuição na Web e outros), sem permissão expressa da Editora.

IMPRESSO NO BRASIL
PRINTED IN BRAZIL

Sobre o autor

Peter J. Hotez, M.D., Ph.D, é reitor da Escola Nacional de Medicina Tropical e professor de pediatria, virologia molecular e microbiologia no Baylor College of Medicine, onde também é codiretor do Centro de Desenvolvimento de Vacinas do Texas Children's Hospital. Ele também é professor universitário de biologia na Baylor University, *fellow* no Instituto Hagler de Estudos Avançados na Universidade Texas A&M, *fellow* em doença e pobreza no Instituto Baker de Políticas Públicas da Rice University e *senior fellow* no Instituto Scowcroft de Assuntos Internacionais na Universidade Texas A&M.

Médico-cientista internacionalmente reconhecido no desenvolvimento de vacinas contra doenças tropicais negligenciadas, Hotez obteve a graduação em biofísica molecular pela Universidade de Yale em 1980, seguido pelo doutorado em bioquímica pela Universidade Rockefeller em 1986 e pela graduação médica pelo Weill Medical College da Universidade de Cornell em 1987. Hotez é autor de mais de 500 artigos científicos originais, além de ser autor de quatro livros próprios e editor de vários livros-texto. Ele foi presidente da Sociedade Americana de Medicina Tropical e Higiene e é editor-chefe fundador da *PLOS Neglected Tropical Diseases*. Hotez é membro eleito da Academia Nacional de Medicina e da Academia Americana de Artes e Ciências. Em 2011, recebeu o Abraham Horwitz Award da Organização Pan-Americana da Saúde da OMS.

Em 2014-2016, Hotez serviu como enviado científico dos EUA pelo governo Obama, com foco em iniciativas de diplomacia das vacinas entre o governo dos EUA e os países do Oriente Médio e norte da África. Em 2018, foi apontado para trabalhar na mesa diretora da Fundação Binacional de Ciências EUA-Israel. Ele serviu em forças-tarefa de doenças infecciosas em dois governos consecutivos no Texas. Por esses esforços, ele foi escolhido em 2017 pela revista *Fortune* como uma das 34 pessoas mais influentes em cuidados de saúde, recebendo um prêmio de distinção da B'nai B'rith International. Em 2018, recebeu o *Sustained Leadership Award* da Research!America.

Para meus incríveis colegas e profissionais do Departamento de Estado dos Estados Unidos, Escritório da Casa Branca de Políticas de Ciência e Tecnologia e embaixadas dos Estados Unidos em outros países onde trabalhei como enviado científico dos Estados Unidos (2015-2016) e agora como um diretor da Fundação Binacional para Ciências EUA-Israel.

Uma dedicatória e agradecimento especial aos âncoras do jornalismo e produtores na CNN, Fox News e MSNBC pela oportunidade e privilégio de falar à nação durante a pandemia de Covid-19.

Prefácio

Este livro aborda o recente e inesperado aumento no número de doenças infecciosas e tropicais que se deve a forças próprias do século XXI: guerras e conflitos, alterações na distribuição da pobreza, urbanização, mudanças climáticas e um novo – e problemático – movimento anticiência. Aqui, explico de que maneira nós podemos, com a diplomacia das vacinas, abordar essa nova ordem mundial em termos de doenças e saúde global.

Este livro foi inspirado por minhas atividades e pelas pessoas que conheci como enviado científico dos Estados Unidos, posição que ocupei durante o governo Obama em 2015 e 2016 e depois como membro da diretoria da Fundação para Ciências Binacional EUA-Israel, no governo Trump. As doenças infecciosas e tropicais estão aumentando de forma abrupta em múltiplas zonas de perigo no mundo todo. Tais zonas incluem o Triângulo Norte da América Central, a Venezuela e os países vizinhos na América do Sul; as zonas de conflito na Península Arábica, em especial a Síria, o Iraque e o Iêmen; a República Democrática do Congo, o Sudão do Sul e outros locais da África Subsaariana central e oriental; além de vários outros lugares. Atualmente o planeta está sendo consumido pela pandemia de Covid-19. Eu explico de que maneira a diplomacia das vacinas pode oferecer soluções novas para a devastação causada pela infecção nessas regiões e como ela pode prevenir futuras catástrofes causadas por doenças. Também falo sobre nossas atividades atuais na diplomacia das vacinas e o meu trabalho como vacinologista, desenvolvendo novas vacinas para doenças negligenciadas que afetam as pessoas mais pobres do mundo.

Mais uma vez, quero expressar minha profunda gratidão a meus importantes mentores e chefes no Baylor College of Medicine – Dr. Paul Klotman – e no Texas Children's Hospital – Sr. Mark Wallace.

Gostaria de agradecer a meus mentores e colegas no Departamento de Estado dos EUA e no Escritório da Casa Branca para Políticas de Ciência e Tecnologia (OSTP), os quais supervisionaram o Programa de Enviados Científicos dos EUA, que são: Catherine Novelli, ex-subsecretária de estado para o crescimento econômico, energia e ambiente; os secretários assistentes Jonathan Margolis e Judith Garber (atual embaixadora no Chipre); John Holdren, ex-diretor do OSTP da Casa Branca e conselheiro sênior do presidente Barack Obama; embaixadores Joseph Westphal e Dwight Lamar Bush Sr.; e Douglas Apostle, Kimberly Coleman, Daisy Dix, Donya Eldridge, Kay Hairston, Kia Henry, Patricia Hill, Stephanie Hutchison, Bryce Isham, Mohamed Khalil, Sara Klucking, Amani Meki, Bruce Ruscio e Matthew West. Da Fundação para Ciências Binacional EUA-Israel, eu gostaria de agradecer a meus atuais e antigos colegas no quadro de membros diretores, incluindo Jared Bank, Cathy Campbell, Howard Cedar, Joshua Gordon, Bracha Halaf, Heni Haring, Andrew Hebbeler, Avi Israeli, Rebecca Lynn Keiser, Yair Rotstein, Ido Sofer, Riju Srimal e Ishi Talmon.

Também gostaria de agradecer a meus orientadores no Instituto Baker para Políticas Públicas da Universidade Rice, ex-embaixador Edward Djerejian e Neal Lane; no Instituto de Assuntos Internacionais Scowcroft da Universidade Texas A&M, embaixador Andrew Natsios; e no Instituto Hagler para Estudos Avançados da Universidade Texas A&M, Gregory Brian Colwell, Clifford Fry, John Junkins, Gerald Parker, reitores John August, Eleanor Green, Jay Maddock e à vice-chanceler, Dr. Carrie Byington. Também sou grato à presidente da Universidade Baylor, Linda Livingstone, reitora Nancy Brickhouse, reitor Lee Nordt, Lori Baker, Richard Sanker, Dwayne Simmons e o ex-presidente da Baylor, Judge Kenneth Starr e sua esposa, Alice Mendell Starr, pelo seu apoio.

Também sou grato ao Dr. David Kaslow, Vice-presidente de Medicamentos Essenciais no PATH, e sua incrível equipe de cientistas, incluindo Dr. Fred Cassels, Deborah Higgins e muitos outros, por seus conselhos para o avanço de nossa nova vacina contra a Covid-19.

Sou grato ainda a Nathaniel Wolf por seu enorme suporte e por sua contínua orientação e assistência editorial, a Douglas Osejo Soriano pela assistência administrativa e à Dra. Maria Elena Bottazzi e à equipe de pesquisas com vacinas do Centro para Desenvolvimento de Vacinas do Texas Children's Hospital por seu apoio e aconselhamento. Também quero agradecer a Robin Coleman e a meus editores na Johns Hopkins University Press, que novamente apostaram em mim neste novo livro. Por fim, sou imensamente grato à minha esposa, Ann Hotez, e a meus quatro filhos adultos, Matthew, Emily, Rachel e Daniel, e a seus esposos, esposas e outras pessoas importantes, como Brooke Hotez, Yan Slavinskiy e Alexandra Pfeiffer.

Apresentação à edição brasileira

A publicação de um novo livro do cientista, professor e "ativista das boas causas" Peter Hotez é sempre motivo de júbilo e alegria, não só para seus colegas de academia, mas também para todos aqueles que lutam pela ciência, pela verdade e contra o negacionismo e as *fake news* – em particular, as que atingem a área da saúde. Para Peter, a ciência deve ir além do laboratório e das paredes da academia, uma lição que aprendeu com o seu pai, que lhe ensinou a importância de fazer o bem e devolver à sociedade o que aprendera ao longo da vida. Ardente defensor da pesquisa básica, sempre esteve alerta para a possibilidade de traduzir os avanços das ciências biomédicas em novos produtos para a saúde, em particular as vacinas.

Uma ampla experiência internacional – Hotez atuou em 2015 e 2016 como enviado científico da Presidência Obama para assuntos de ciência, priorizando o Oriente Médio e o norte da África – fez com que reconhecesse a importância de uma diplomacia da vacina na construção de pontes entre países dos mais diferentes regimes políticos. Em suas publicações, enfatiza a urgência de uma diplomacia da vacina desde a América do Sul até as zonas de conflito na Península Arábica, especialmente Síria, Iraque e Iêmen; na África Subsaariana, esteve presente da República Democrática do Congo ao Sudão do Sul e em outras partes da região central e oriental da região. Sua experiência como enviado científico dos EUA lhe proporcionou um olhar único sobre as características próprias de países, regiões, ideologias e fatores geopolíticos que impactam decisões em relação a vacinas, sua principal área de atuação.

É impressionante como Peter, em tempos de pleno impacto da Covid-19, já está preocupado com a próxima pandemia. Mal temos tempo e forças para lutar contra a catástrofe sanitária atual, e ele já nos acena com os cuidados e preparativos que devemos ter para lidar com a próxima *"Big One"* (expressão de residentes da Califórnia para se referir ao futuro megaterremoto ao longo da Falha Geológica de San Andreas). O raciocínio dele é claro: a Covid-19 liberou, amplificou e se nutriu de forças destrutivas poderosas que se incorporaram ao nosso dia a dia; se ignoradas, desprezadas ou minimizadas, contribuirão para o Armagedom da próxima pandemia. Que forças são essas? Guerras e conflitos, instabilidade política, aumento da pobreza, urbanização, mudanças climáticas e uma nova e preocupante anticiência.

O movimento anticiência, em particular nos EUA, é descrito em detalhes no livro. Surgido por volta de 2000, tornou-se um *"ugly monster"* (um monstro feio) em 2015, quando emergiu como um verdadeiro império na mídia e na internet, fornecendo munição caudalosa através de centenas de páginas da *web* e postagens em redes sociais, estando particularmente presente nos *sites* Facebook e Amazon. Em seguida, o movimento anticiência adquiriu um braço político, o qual criou Comitês de Ação Política que trabalharam febrilmente para aprovar leis que dificultaram mais e mais a vacinação de crianças ou para estimular campanhas dirigidas a grupos étnicos ou religiosos específicos (judeus ortodoxos em Nova Iorque e imigrantes da Somália em Minnesota). Como resultado, houve, por exemplo, explosões de casos de sarampo ao redor do mundo, uma doença perfeitamente evitável e controlável por vacinas seguras e disponíveis, quer através dos governos ou de programas como a Gavi (*Global Alliance for Vaccines and Immunizations* – hoje conhecida apenas como Aliança de Vacinas).

Uma análise cuidadosa dos principais componentes do movimento antivacina nos EUA é uma das partes mais interessantes do livro, pois traz muitos ensinamentos que poderiam ou já deveriam ser reconhecidos em outros países. O primeiro passo foi o estabelecimento de um império midiático próprio, com alcance só comparável com uma Fox News, CNN ou BBC; o segundo, a criação de um agressivo braço político não só nos EUA, mas também em países como a Itália (o *"Tea Party"* americano agora justifica não vacinar crianças usando *slogans* como "liberdade médica", "liberdade de saúde" ou "escolha"); o terceiro é chamado pelo autor de "predação deliberada", como a propaganda que prega que "vacinas provocam autismo" direcionada a grupos fragilizados, como imigrantes.

Este quarto livro do Professor Hotez me marcou profundamente: como brasileiro; como trabalhador da saúde, ciência e tecnologia (na

Fiocruz desde 1978, tendo trabalhado de 1998 a 2004 na Organização Mundial da Saúde em Genebra dirigindo o TDR – Programa Especial de Pesquisa e Treinamento em Doenças Tropicais); como paciente que sobreviveu ao SARS-CoV-2 graças a 21 dias de internação na UTI-Covid-19 da Casa de Saúde São Vicente no Rio de Janeiro, onde recebi cuidados médicos e protocolos terapêuticos sérios – nada de "*kit* cloroquina" ou "tratamento precoce". Como, então, não fazer um paralelo entre as forças acima mencionadas no livro, atuantes nos EUA da Presidência Trump, e os negacionistas, os terraplanistas, os anticiências e os adeptos a "tratamentos precoces" que levaram o Brasil à condição de pária internacional? Enquanto a Covid-19 levava a cidade de Manaus ao colapso hospitalar devido à falta de tudo, inclusive oxigênio, equipes do Ministério da Saúde eram despachadas de Brasília para divulgação e administração de "tratamento precoce" com cloroquina. Constatou-se, naquele trágico momento, como o mundo do brasileiro tinha virado de cabeça para baixo: assistimos a iniciativas *inesperadas* para minorar o caos, como o envio a Manaus, pela Venezuela, de caminhões-tanques de mais de 100 mil metros cúbicos de oxigênio; e outras *desesperadas*, quando parentes de pacientes internados disputaram entre eles os poucos cilindros de oxigênio que chegavam aos hospitais. O inferno de Dante parecia ter se materializado na Amazônia.

Iniciativas como a do Professor Hotez representam uma réstia de luz na escuridão deste momento. Sua carreira, como lutador pela saúde e pela importância das vacinas, contra as forças do atraso e do negacionismo, representa um exemplo a ser seguido. Considero este livro, oportunamente agora lançado no Brasil, um farol importante na navegação que ainda teremos pela frente para sobreviver à pandemia de Covid-19 e a seus áulicos.

Rio de Janeiro, abril de 2021
Carlos Medicis Morel
Membro Titular da Academia Brasileira de Ciências, Pesquisador Emérito do CNPq e Coordenador do Centro de Desenvolvimento Tecnológico em Saúde (CDTS) da Fundação Oswaldo Cruz (Fiocruz)

Sumário

Apresentação à edição brasileira..................xiii
Carlos Medicis Morel

1. Uma nova urgência pós-2015............................ 1
2. Um legado da Guerra Fria 15
3. Enviado científico das vacinas 31
4. Combatendo as doenças do Antropoceno 45
5. Os campos de extermínio no Oriente Médio.............. 68
6. As "não guerras" da África 80
7. O Triângulo Norte e o colapso da Venezuela 92
8. Definindo as causas: riscos atribuíveis 106
9. Segurança em saúde global e o avanço da anticiência.. 113
10. Implementação da diplomacia das vacinas e o avanço da Covid-19 131
11. O Obelisco Quebrado 153

Literatura citada................................... 163
Índice 181

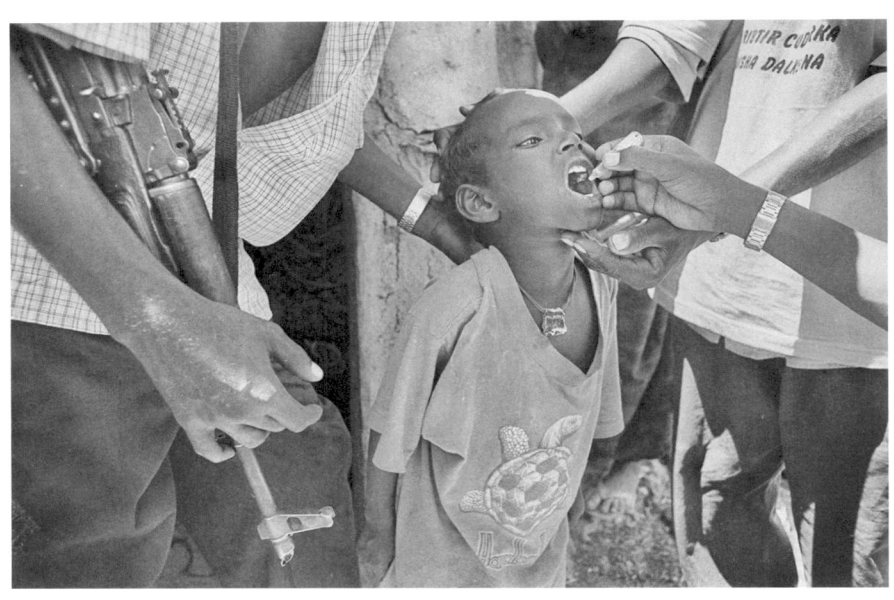

1
Uma nova urgência pós-2015

Era o meu primeiro *dewaniya*, um encontro de homens (ou geralmente de homens) que se reúnem para discutir negócios ou questões sociais importantes do dia. *Dewaniyas* são a base da vida política e social do Oriente Médio, e naquela noite eu era um convidado de honra em Dammam, a principal cidade da província oriental da Arábia Saudita e o epicentro de seus campos de petróleo e indústria. A comida estava excelente, como costuma ser o caso no Reino da Arábia Saudita, e era acompanhada por uma variedade de chás fortes e de um tipo de café árabe com cardamomo servido segundo a tradição beduína. Gostei particularmente das tâmaras e de outras frutas cristalizadas.

Os sauditas são excelentes anfitriões e fazem de tudo para que seus convidados se sintam especiais e bem-vindos. Mas eu também sentia uma tensão silenciosa no ar, e tinha uma missão importante que ia além da degustação de tâmaras e cafés. Era o ano de 2015, e eu havia iniciado há alguns meses o meu primeiro ano como enviado científico dos Estados Unidos (EUA). Este era um novo posto criado em conjunto pelo Departamento de Estado e pelo Escritório de Política Científica e Tecnológica da Casa Branca. Ele foi estabelecido como parte da nova expansão dos EUA em direção ao mundo islâmico, começando quando o Presidente Barack Obama viajou para o Cairo, no Egito, em seu primeiro ano de mandato. Depois disso, a Secretária de Estado Hillary Rodham Clinton definiu o formato atual do posto. Ambos os líderes reconheciam o poder da ciência norte-americana para complementar e reforçar a política externa dos EUA.

No final de 2014, fui convidado para servir como enviado científico dos EUA para o Oriente Médio e Norte da África. Presumo que fui selecionado pela minha experiência na ciência da vacinologia e no desenvolvimento de vacinas, junto com o meu interesse pelas doenças negligenciadas e emergentes da região. Naquela época, por causa de meus artigos, também comecei a ficar conhecido pela promoção de uma "diplomacia das vacinas", a qual, de forma geral, se refere a oportunidades de cooperação científica e diplomática simultânea entre as nações, com o objetivo principal de, em conjunto, desenvolver e testar vacinas como forma de promover a saúde, a segurança e a paz. Meu desejo de incorporar a diplomacia das vacinas na política externa dos EUA foi inspirado pelos feitos históricos de Dr. Albert Sabin, o qual desenvolveu a vacina oral contra a poliomielite em conjunto com cientistas soviéticos em plena Guerra Fria, durante as décadas de 1950 e 1960.

Como enviado científico dos EUA, minha prioridade era o Reino da Arábia Saudita, por causa de uma confluência singular entre urgências médicas concomitantes e a geopolítica da região. Em 2015, o Reino estava situado entre duas importantes zonas de conflito na Península Arábica: o Iraque e a Síria ao norte e o Iêmen ao sul. Por causa da guerra e da ocupação, os sistemas de saúde entraram em colapso nessas regiões, resultando em cessação das iniciativas de vacinas e dos programas de controles de insetos vetores na disseminação de doenças como a dengue, a febre do Vale do Rift e a leishmaniose. Como resultado, a Península Arábica se tornou uma zona de perigo para doenças infecciosas e tropicais. Temperaturas elevadas e mudanças nos padrões de chuvas também contribuíram para o aumento das doenças. Os sauditas estavam preocupados com o risco de disseminação de doenças em sua terra, e eu estava lá para explorar o desenvolvimento conjunto de vacinas e de outras contramedidas, possivelmente com meu laboratório de vacinas ou com outros parceiros nos EUA.

Para complicar a situação, havia o problema do Irã, centro do islamismo xiita e um amargo rival da Arábia Saudita, a nação islâmica sunita dominante na região. Essas tensões ajudaram a alimentar o conflito na Península Arábica, especialmente no Iêmen. O Irã também promoveu protestos na Província Oriental da Arábia Saudita, onde vivia uma minoria da população xiita. O meu *dewaniya* ocorreu alguns meses depois do ataque a um santuário xiita no leste da Arábia Saudita por homens armados e mascarados. Mais importante do que isso, os sauditas também estavam cientes de que o governo Obama recentemente havia mudado sua estratégia geopolítica em relação ao Irã e estava negociando um desarmamento nuclear e um tratado de paz com as lideranças do país. Muitos sauditas viram esse ato como uma traição histórica da sua relação especial com os EUA. E, então, complicando ainda mais a situação, eu estava em Dammam logo após o anúncio da primeira campanha presidencial de Donald J. Trump, quando o candidato começou a fazer declarações inflamadas sobre os muçulmanos. No final de 2015, ele havia defendido banir a entrada de qualquer muçulmano nos EUA.

Como se pode imaginar, a combinação das discussões de alto nível entre EUA e Irã com a candidatura de Trump e um recente ataque a um santuário xiita poderia significar que aquele não era o momento mais propício para se estar na Província Oriental da Arábia Saudita degustando um café árabe. Talvez também não fosse um bom momento para oferecer a diplomacia das vacinas como uma resposta ao aumento das tensões entre nossos dois países. Por outro lado, eu estava com muita energia e incrivelmente animado. Afinal, quando eu teria outra oportunidade como essa de embarcar em uma missão para a diplomacia das vacinas? Certamente – eu pensei – as relações entre EUA e Arábia Saudita não estão nem de longe tão difíceis como estavam as relações entre EUA e União Soviética nos anos que se seguiram ao lançamento do Sputnik em 1957, quando o Dr. Sabin iniciou sua parceria para o desenvolvimento da vacina contra a poliomielite.

Para mim, foi um divisor de águas em minhas visitas diplomáticas quando uma importante autoridade saudita procurou me tranquilizar. Ele me falou especificamente sobre a proposta de Trump de banir os muçulmanos e disse algo mais ou menos assim: "Peter, não estamos muito preocupados. Sabemos que essas declarações não fazem sentido. Olhe, eu fiz meu Ph.D na Iowa State University. Morei por anos com a minha família em Ames, Iowa. Amei cada minuto dessa experiência. Eu sei o que pensam os verdadeiros americanos; tudo ficará bem". Foi então que percebi como as universidades e os institutos de pesquisa dos EUA estão entre nossos principais tesouros nacionais e representam uma face importante e promissora de nosso país. Eu lhe dei um forte abraço – em parte porque a sua fala quebrou a tensão e me aliviou –, mas também porque isso aumentou minha convicção de que nossos cientistas e nossas proezas científicas representam o melhor dos EUA, e é essa a face que precisamos mostrar para o mundo.

Fiz várias visitas à Arábia Saudita em 2015 e 2016, o que acabou resultando em uma importante nova colaboração para o desenvolvimento de vacinas entre nosso laboratório no Texas Children's Hospital e no Baylor College of Medicine e a Universidade King Saud. Estamos explorando outras colaborações, possivelmente incluindo a Universidade de Ciência e Tecnologia de King Abdullah, que é considerada a versão saudita do MIT. Porém, a Arábia Saudita é apenas uma nação, e havia muitas outras onde eu via cada vez mais o retorno de doenças decorrente de guerras ou instabilidade política, ou nações onde as doenças estão agora retornando por causa de forças do século XXI. Defini 2015 como um marco, pois foi o ano em que as doenças infecciosas e tropicais iniciaram uma nova ascensão. Este livro relata de que forma a guerra, a instabilidade política, as mudanças climáticas e outros determinantes, como os movimentos anticiência, se combinam de maneiras singulares e interessantes para introduzir novas doenças ou fazer elas retornarem. Descrevo também como a diplomacia das vacinas pode oferecer soluções novas e inovadoras.

Uma mudança inesperada

Apenas alguns anos atrás, muitos de nós na comunidade de políticas globais de saúde estávamos entusiasmados com a possibilidade concreta de eliminar doenças infecciosas e tropicais catastróficas. O ano de 2015 estava chegando e logo completaríamos uma das mais ambiciosas iniciativas de desenvolvimento global já realizadas. Quinze anos antes, na sede da Organização das Nações Unidas (ONU) em Nova Iorque, líderes mundiais se reuniam para lançar um conjunto de Objetivos de Desenvolvimento do Milênio (ODMs) para resgatar "o bilhão mais abaixo". O termo se referia a um número estimado de 1 bilhão de pessoas que estavam presas na pobreza, vivendo com uma renda igual ou menor que o nível de pobreza definido pelo Banco Mundial, o qual correspondia, na época, a 1 dólar por dia.

Dois dos oito ODMs visavam doenças infecciosas e tropicais, em um reconhecimento de que essas condições acabam perpetuando a pobreza por sua capacidade de devastar famílias ou causar efeitos debilitantes à saúde. Um dos objetivos se concentrava em infecções infantis letais que eram passíveis de prevenção por vacina, e outro aspirava combater as "três grandes infecções": HIV (vírus da imunodeficiência humana)/Aids, tuberculose e malária. Mais tarde, trabalhei com colegas para aumentar a conscientização sobre um grupo de parasitoses crônicas e outras doenças relacionadas, rotulando-as de doenças tropicais negligenciadas, ou DTNs, e somei essas condições às três grandes infecções [1]. Foi estabelecido um prazo de 15 anos para alcançar os ODMs.

Doenças infecciosas globais

Entre as diferentes categorias de doenças infecciosas globais, as doenças tropicais negligenciadas (DTNs) se referem a um grupo de cerca de 20 infecções tropicais crônicas e debilitantes, como a ancilostomose, a esquistossomose, a leishmaniose e a doença de Chagas. Uso o termo mais amplo "doenças negligenciadas" para me referir a uma categoria que combina as DTNs com HIV/Aids, malária e tuberculose, e o termo "doenças emergentes" se refere principalmente a doenças virais de ascensão recente, como as infecções por Ebola, a Covid-19 ou as infecções pelo vírus Nipah. Em alguns casos, certas doenças negligenciadas como a malária ou a leishmaniose também podem surgir em épocas de guerras ou conflitos, ou ainda por outras razões que levam ao colapso dos sistemas de saúde. Ainda outra categoria é formada pelas principais doenças da infância passíveis de prevenção por vacina, como sarampo, poliomielite, difteria, pertússis (coqueluche) e tétano, apenas para citar algumas. Essas categorias de doenças representam as condições que estão retornando após 2015, sendo aquelas contra as quais devemos concentrar nossos esforços através da diplomacia das vacinas.

Progresso dos ODMs: redução de doenças, 2000-2015

Para avançar com os ODMs, grandes líderes globais como o Presidente George W. Bush (Bush 43) e o Primeiro-ministro Tony Blair mobilizaram fundos e recursos em grande escala para combater as principais doenças que afetavam as pessoas mais pobres. No caso das doenças negligenciadas, programas ambiciosos de intervenções específicas de farmacoterapia em massa – incluindo o Plano de Emergência do Presidente dos EUA para Alívio da Aids, o Fundo Global de Combate a Aids, Tuberculose e Malária e a Iniciativa Presidencial contra a Malária – foram iniciados para produzir reduções importantes no número de pessoas afetadas por essas infecções graves [2].

No início da década de 2000, eu estava morando em Washington, D.C., conduzindo pesquisas e atuando como chefe do Departamento de Microbiologia e Medicina Tropical da Universidade George Washington. Porém, também usava o meu tempo na capital do país para fazer visitas frequentes aos escritórios administrativos da Casa Branca e aos escritórios do Congresso para convencer os líderes sobre as oportunidades para visar as DTNs com os medicamentos existentes. A administração Bush 43 e o Congresso foram receptivos e, por fim, distribuíram fundos através da Agência de Desenvolvimento Internacional dos EUA para o envio de pacotes de medicamentos essenciais para as DTNs, em sua maioria parasitoses e tracoma. Os medicamentos poderiam ser administrados uma vez ao ano com custo de menos de 1 dólar por dose. Com o tempo, centenas de milhões de pessoas começaram a receber medicamentos essenciais para DTNs e, em alguns países, chegamos a ver reduções importantes em determinadas DTNs, como a filariose linfática (também chamada de elefantíase), a oncocercose (cegueira dos rios) e a cegueira causada por tracoma, até o ponto em que podíamos vislumbrar sua eliminação, referindo-nos a uma ausência de transmissão sustentada da doença.

O impacto desses programas de saúde global foi especialmente visível na África Subsaariana, onde as reduções nas doenças foram tão profundas que havia evidências de que causaram uma alteração geográfica nas doenças relacionadas à pobreza. Em uma escala global, descobri que, em 2015, a maior parte das doenças negligenciadas relacionadas à pobreza no mundo – incluindo as DTNs e mesmo a Aids, a malária e a tuberculose – não eram mais doenças da África. Em vez disso, elas eram cada vez mais encontradas em bolsões de extrema pobreza que ainda existiam em nações, em sua maioria, ricas [2]. Isso representou uma mudança nas normas de saúde global, as quais costumavam justapor os países desenvolvidos a aqueles ainda em desenvolvimento. Em seu lugar, surgiu um novo paradigma ligado ao fato de que a maioria das economias estavam melhorando, mas deixavam para trás indivíduos pobres afetados por doenças relacionadas à pobreza. Constatei que, uma década e meia após o lançamento dos ODMs, as pessoas pobres que moravam no grupo das 20 economias mais ricas atualmente (G20) eram responsáveis pela maior parte dos casos dessas doenças.

Ainda mais impressionantes foram as reduções nas doenças infecciosas da infância passíveis de prevenção com vacinas. Em 2000, a Fundação Bill e Melinda Gates ajudou a financiar e criar uma parceria extraordinária inicialmente conhecida como Aliança Global de Vacinas e Imunizações e, desde então, chamada de Gavi, a Aliança de Vacinas. A principal atividade da Gavi era aumentar o acesso às vacinas para crianças que viviam nas regiões mais pobres da África, Ásia, Oriente Médio e América Latina e, ao mesmo tempo, introduzir novas vacinas para diarreia causada por rotavírus e pneumonia e meningite pneumocócicas. Essas atividades deram início a uma enorme expansão no número de crianças recebendo as vacinas essenciais.

O impacto das vacinas para doenças da infância foi ainda maior que o do tratamento em massa das doenças negligenciadas. Recentemente, verificamos os ganhos de saúde pública obtidos como resultado das vacinações através de uma avaliação conduzida por um grupo de centenas de pesquisadores ligados ao Estudo da Carga Global das Doenças (também financiado pela Fundação Gates). Entre 2000 e 2017, o número de crianças com menos de 5 anos de idade que morriam de sarampo diminuiu pela primeira vez de quase 500 mil mortes anuais para menos de 100 mil mortes. Muitas crianças ainda morrem de sarampo, mas a

Gavi e seus parceiros alcançaram reduções de 80% nas mortes desde o lançamento dos ODMs. Reduções percentuais semelhantes ou maiores também ocorreram nas mortes por outras doenças passíveis de prevenção com vacinas, incluindo difteria, pertússis (coqueluche), tétano e *Haemophilus influenzae* tipo b.

Reduções particularmente importantes em duas doenças preveníveis com vacinas se destacam. Agora, pela primeira vez, podemos vislumbrar a possível eliminação de antigos flagelos da infância, como a poliomielite e o sarampo. Na década anterior aos ODMs, a poliomielite era endêmica em mais de 100 nações, mas em 2019 ela foi reduzida até o ponto em que apenas três países – Afeganistão, Nigéria e Paquistão – ainda apresentavam a transmissão regular dessa doença. Igualmente impressionantes foram as consequências das vacinações globais contra o sarampo. O sarampo é uma das doenças conhecidas mais contagiosas. O vírus do sarampo tem um número reprodutivo de 12 a 18. Isso significa que uma pessoa com sarampo em média infectará pelo menos uma dúzia de outras pessoas, em geral bebês com menos de 1 ano de idade que ainda não têm idade suficiente para receber a vacina. O alto número e a facilidade de transmissão significam que o controle ou eliminação do sarampo em uma comunidade geralmente exigem a vacinação de pelo menos 90 a 95% da população. Fundamentalmente, quase todas as pessoas devem receber as vacinas. O fato de termos alcançado uma redução de 80% nos casos de sarampo significa que a Gavi e as nações endêmicas para a doença abarcaram a maior parte da população mundial sob risco para a doença. Assim, havia um grande otimismo de que poderíamos estar a caminho de interromper a transmissão do sarampo, algo quase inimaginável poucos anos antes.

No início de 2015, a comunidade de cientistas de saúde global e os especialistas em saúde pública não estavam exatamente em clima de celebração, mas havia uma enorme sensação de orgulho e otimismo de que estávamos no caminho para a eliminação disseminada da doença. As doenças infantis passíveis de prevenção com vacinas estavam diminuindo, e podíamos vislumbrar conquistas no futuro até o ponto em que a poliomielite ou o sarampo desaparecessem na maior parte do mundo em desenvolvimento. Sem uma vacina, as conquistas da saúde pública contra a Aids, a tuberculose, a malária e as DTNs obtidas com o tratamento em massa não foram tão impressionantes, mas ainda assim foram substanciais. Parecia que as doenças infecciosas globais estavam indo embora, e os políticos começaram a projetar declínios significativos tanto nas doenças negligenciadas como naquelas preveníveis com vacinas. Nosso otimismo global em relação ao desaparecimento de infecções globais era atenuado apenas pelas projeções de que as doenças não transmissíveis, como câncer, doença cardiovascular e diabetes, estavam aumentando. O Estudo da Carga Global das Doenças projetou que o aumento dessas doenças não transmissíveis era aproximadamente proporcional à redução das infecções relacionadas à pobreza. Com as doenças infecciosas tendendo a diminuir, o diabetes, o câncer e as doenças cardiovasculares poderiam se tornar o principal desafio para a saúde global.

Desdobramentos: uma visão geral

Infelizmente, por volta de 2015, nós começamos a ver mudanças importantes e inesperadas que levaram a uma nova ordem, na qual doenças infecciosas e tropicais surgiram ou retornaram. Este livro aborda algumas das principais forças do século XXI responsáveis por essa reversão histórica, mas aqui apresento um panorama breve de alguns dos principais determinantes que hoje aumentam os casos de doenças preveníveis com vacinas e de DTNs.

Instabilidade política. Um dos fatores mais potentes e imprevisíveis foi a instabilidade política. O sarampo foi declarado erradicado das Américas em 2016, mas, na Venezuela, o colapso da economia interrompeu e incapacitou o seu sistema de saúde, permitindo que o sarampo retornasse. Porém, o sarampo não foi a única infecção a ressurgir. A malária também se disseminou, da mesma forma que outras DTNs transmitidas por insetos ou caracóis. A área chamada de Triângulo Norte, que compreende El Salvador, Guatemala e Honduras, também sofreu devido à escalada das guerras do tráfico e às crises econômicas resultantes, as quais afetaram os sistemas de saúde. No Velho Mundo, as guerras e a ocupação do Estado Islâmico na Síria, no Iraque e no Iêmen também promoveram o retorno de doenças preveníveis com vacinas, incluindo o sarampo e a poliomielite, enquanto o colapso simultâneo dos programas de controle de insetos vetores promoveu uma explosão no número de casos de leishmaniose cutânea, uma doença altamente desfigurante que produz úlceras e cicatrizes permanentes e cria estigmas sociais. Um surto mortal de cólera, um dos maiores já registrados, varreu o Iêmen. O sarampo também retornou em países devastados pela guerra, como a República Democrática do Congo (RDC), a República Centro-Africana e o Sudão do Sul, assim como outra forma de leishmaniose conhecida como calazar, a qual causa uma doença parecida com a leucemia que matou milhares de pessoas. O Ebola causou uma nova epidemia letal na RDC em 2019, resultando em mais de 2 mil mortes, e ainda mais fatalidades ocorreram por causa do sarampo e do cólera. A conclusão foi de que novas guerras, conflitos e instabilidades políticas do século XXI estavam revertendo ganhos globais.

Deslocamentos internos e migrações humanas. Exacerbando as guerras e a instabilidade política, estavam as resultantes migrações humanas. À medida que as pessoas fugiam de conflitos e do colapso político, milhares de refugiados surgiam em regiões e países vizinhos e disseminavam doenças. O sarampo se espalhou pelo Brasil, Colômbia e Equador, em grande medida revertendo as celebradas conquistas de 2016 em relação à erradicação do sarampo no Hemisfério Ocidental. As populações também começaram a fugir da guerra do tráfico no Triângulo Norte, embora isso ainda não tenha se traduzido em epidemias de sarampo. Contudo, a doença ressurgiu em pessoas que se deslocaram em múltiplas nações da África e no Oriente Médio. A Organização Mundial da Saúde (OMS) emitiu um alerta global sobre o sarampo, o qual foi seguido por um relato de que 10 milhões de crianças em 16 países não estavam recebendo as vacinas de rotina na infância contra sarampo, coqueluche e tétano por causa de conflitos e deslocamento humano [3]. Da mesma forma, a leishmaniose viajou com os refugiados sírios até chegar a Jordânia, Líbano e Turquia, em alguns casos se estabelecendo nesses países.

Urbanização. As migrações humanas por causa de conflitos e de outros fatores levaram pessoas para outras cidades em quantidades enormes e sem precedentes. Milhares de pessoas se aglomeraram em favelas urbanas em Caracas (Venezuela), Alepo (Síria) e Kinshasa (RDC). As favelas urbanas das megacidades se tornaram um assunto dominante na nova ordem mundial. À medida que as populações sobrecarregaram as infraestruturas, surgiram doenças diarreicas, incluindo a cólera, no esgoto não tratado, ao mesmo tempo que surgiram doenças respiratórias, incluindo o sarampo e outras infecções preveníveis com vacinas, entre pessoas vivendo em condições aglomeradas. Foi, então, que a doença causada pelo novo coronavírus (Covid-19, de *coronavirus disease 2019*) varreu regiões urbanas densamente povoadas na região central da China, passando depois para a Europa e os EUA, acabando por causar uma pandemia destrutiva que pode desencadear uma nova depressão econômica. A Covid-19 atualmente representa uma ameaça iminente para as pessoas vulneráveis que vivem aglomeradas em favelas urbanas no sul da Ásia, no Oriente Médio, na África e na América Latina.

Anticiência e nacionalismo. Um determinante social igualmente preocupante foi a nova realidade da anticiência. O movimento antivacinas começou a decolar no início da década de 2000 e, em 2015, já tinha se tornado um monstro. Ele surgiu como um império midiático, com um número estimado de mais de 400 *sites* de desinformação que promoviam ativamente as suas ideias em redes sociais e em páginas de *e-commerce*. O movimento antivacinas utilizou o Facebook e a Amazon de maneiras singulares. O Facebook se tornou a principal voz do movimento antivacinas, enquanto a Amazon se tornou o maior promotor de livros e documentários falsos e desinformativos. Depois disso, o movimento adquiriu um braço político que criou comitês de ação política (CAPs), todos eles trabalhando para aprovar leis que dificultassem cada vez mais o acesso das crianças às vacinas. Em 2015, surgiu um CAP no Texas a partir do *Tea Party*, um elemento de extrema direita do Partido Republicano [4]. Uma iniciativa antivacinas semelhante armada com uma retórica populista surgiu na Itália. De alguma forma, o movimento antivacinas estabeleceu uma ligação com um novo nacionalismo que estava surgindo nos EUA e na Europa. O próprio nacionalismo se tornou um determinante social de doenças.

Mais tarde, em 2017, os líderes do movimento antivacinas começaram a se envolver em comportamentos predatórios, visando certos grupos étnicos e religiosos. À medida que a cobertura de vacinação diminuiu entre imigrantes da Somália em Minnesota e entre comunidades de judeus ortodoxos em Nova Iorque como resultado da pressão específica do movimento antivacinas, surtos terríveis de sarampo ocorreram, respectivamente, em 2017 e 2019. Por fim, as epidemias de sarampo se disseminaram pela América do Norte, e a Europa teve um recorde de 80 mil casos em 2018 e 90 mil casos na primeira metade de 2019. Apesar das grandes conquistas da Gavi, o sarampo conseguiu se restabelecer nos EUA e na Europa. Também ocorreram epidemias nas Filipinas, em Samoa, em Madagascar e em outros lugares no mundo em desenvolvimento, até o ponto em que a OMS declarou a "hesitação às vacinas" como um dos problemas de saúde global mais importantes no mundo.

Mudanças climáticas. Os novos determinantes de doença do século XXI também foram além de questões sociais. As mudanças climáticas se tornaram uma força dominante na promoção de doenças. As doenças por arbovírus transmitidas por mosquitos, como as infecções pelos vírus Zika, Chikungunya e dengue, se disseminaram pelas Américas Central e do Sul, além do Caribe, antes de adentrarem o Texas e a Flórida nos EUA. No sul da Europa, a infecção pelo vírus do Nilo Ocidental e outras doenças causadas por arbovírus se tornaram comuns; a malária reapareceu na Grécia e na Itália após estar desaparecida há décadas; e a esquistossomose apareceu na ilha da Córsega. O Oriente Médio experimentou temperaturas altas sem precedentes, as quais muitas vezes ultrapassaram 50°C, junto com períodos de secas intensas e prolongadas, forçando muitas pessoas a abandonar as terras que eram cultivadas desde a época de seus ancestrais.

Porém, era difícil atribuir o aparecimento ou reaparecimento dessas infecções tropicais com certeza às mudanças climáticas. Conforme observado, tanto no Hemisfério Ocidental como no sul da Europa, as migrações humanas também se disseminaram, sendo ligadas, respectivamente, a diásporas da Venezuela e das zonas de conflito no Oriente Médio e norte da África. Cidades cresceram e populações se aglomeraram, ficando suscetíveis à transmissão de doenças infecciosas. Se essa tendência continuar, até 2050 o mundo será constituído principalmente por megacidades quentes e enfumaçadas, cada qual com mais de 10 milhões de habitantes. Um fator adicional que complicou a situação foram as crises econômicas agudas que ocorreram em muitos desses locais, especialmente Venezuela, Brasil, Oriente Médio e áreas do sul da Europa. A Covid-19 piorou ainda mais essas crises econômicas. Em outras palavras, as mudanças climáticas andaram de mãos dadas com os movimentos de refugiados, a urbanização e o colapso econômico. Não tínhamos como atribuir com precisão o risco aos determinantes físicos e sociais individuais que estão fazendo ressurgir as doenças infecciosas tropicais globais. Porém, uma coisa era clara: as doenças que acreditávamos ter vencido através dos programas dos ODMs estavam agora retornando.

Enviado científico

Meu período como enviado científico dos EUA coincidiu com o aumento dessas forças geopolíticas e mudanças climáticas. Eu me concentrei na avaliação das doenças que surgiam em zonas de conflito e, depois disso, no projeto de novas tecnologias para a prevenção dessas doenças. Como codiretor de uma organização sem fins lucrativos que desenvolve vacinas para o combate de DTNs (Centro de Desenvolvimento de Vacinas do Texas Children's Hospital) e como uma pessoa com experiência em doenças infecciosas tropicais (sou reitor na Escola Nacional de Medicina Tropical no Baylor College of Medicine), eu tinha uma perspectiva única sobre as doenças que estavam surgindo nessa parte do mundo. Com o tempo, nós redirecionamos algumas das atividades do nosso laboratório a fim de produzirmos vacinas para o combate de algumas das principais doenças. Tais doenças incluíram leishmaniose, esquistossomose e as principais infecções por coronavírus, incluindo a síndrome respiratória do Oriente Médio (MERS), uma doença altamente letal. Estávamos em uma posição que nos permitia auxiliar com o desenvolvimento de vacinas e os exames clínicos no Oriente Médio. As vacinas não são as únicas ferramentas necessárias para combater as doenças emergentes e negligenciadas que surgem em zonas de conflito, mas talvez sejam as mais eficientes e efetivas para prevenir doenças. Contudo, o Oriente Médio e o norte da África são altamente deficientes em termos de capacidade de desenvolvimento de vacinas. Na época em que comecei a trabalhar como enviado científico dos EUA, essas áreas tinham poucos ou nenhum local para o desenvolvimento de vacinas. Além disso, as principais empresas farmacêuticas fabricantes de vacinas tinham pouco interesse em desenvolver vacinas para o combate de doenças negligenciadas e emergentes na Síria, no Iraque e no Iêmen, e no máximo um interesse modesto em aumentar a capacidade para o desenvolvimento de vacinas. Assim, eu embarquei em uma jornada na diplomacia das vacinas para combater as infecções que surgiam na nova ordem mundial pós-2015, guiado pelo exemplo que me inspirava nessa empreitada, o Dr. Albert Sabin.

2
Um legado da Guerra Fria

Nunca tive a chance de encontrar o Dr. Albert Sabin. Ele morreu em 1993, antes de eu me associar ao Instituto Sabin de Vacinas, uma organização sem fins lucrativos em Washington, D.C., a qual defende as vacinas e a ciência das vacinas. Porém, por mais de 20 anos eu estive ligado ao instituto. Minha associação começou quando eu estava no corpo docente de Yale (o instituto foi fundado por H. R. Shepherd, um empresário de New Canaan, em Connecticut), continuou durante os 11 anos em que eu era Professor de Microbiologia na Universidade George Washington (o instituto me realocou em 2000) e terminou quando fui transferido para Houston, no Texas.

Uma de minhas atividades favoritas como presidente do Instituto Sabin de Vacinas era visitar a viúva do Dr. Sabin, Heloisa. Heloisa morava na New Mexico Avenue em Washington, D.C., não muito longe do *campus* da American University. Ela nasceu no Brasil e trabalhava no *Jornal do Brasil*, o principal jornal do Rio de Janeiro. Na época em que Heloisa e Sabin se encontraram em uma recepção para ele no Brasil, ambos já tinham sido casados. Logo após o seu casamento em 1972, Heloisa mudou-se com ele para Israel, quando ele serviu como presidente do renomado Instituto Weizmann, antes de mudarem-se para Washington, D.C.

O apartamento de Heloisa na New Mexico Avenue era como um minimuseu da diplomacia das vacinas. Havia fotografias de Sabin com o Presidente Clinton, o Papa João Paulo II e Fidel Castro, de Cuba, entre outros. Ela também tinha fotos de Sabin com cientistas soviéticos, e nas mesas e paredes havia placas e lembranças de dezenas de países. Normalmente, após conversarmos um pouco em seu apartamento, descíamos para almoçar em um restaurante nas redondezas. Passávamos o tempo falando sobre a vida de Sabin, sua ferrenha determinação para vacinar todas as crianças do mundo todo contra a poliomielite e as muitas complexidades de se trabalhar com governos estrangeiros para conduzir campanhas de vacinação. Uma história de que me lembro vividamente era da sua versão da visita de Sabin ao Brasil em 1980, quando ele criticou abertamente o manejo de um surto de poliomielite pelas autoridades de saúde federais e locais. No fim, seu oferecimento de ajudar o Brasil a montar uma campanha nacional contra a poliomielite foi rejeitado, e Sabin retornou a Washington decepcionado. Há diferentes versões, algumas defendendo que as autoridades brasileiras foram muito permissivas, outras que Sabin foi abrasivo demais, mas possivelmente ambas são verdadeiras [1]. Sabin era conhecido por ir direto ao ponto, e sua incansável demanda por excelência costumava causar desconforto nas pessoas em volta dele, mas Heloisa o adorava e idolatrava. Ela tinha um porte pequeno e era muito encantadora. Pelas fotos da época, podia ver que, no passado, Heloisa e Alberto provavelmente formaram um casal muito charmoso. Heloisa sempre se referia a ele como "o meu Albert". Em algumas ocasiões, visitávamos o seu túmulo no Cemitério Nacional de Arlington, e ela sempre me lembrava que um dia seria sepultada junto dele. Heloisa morreu em 2016 com quase 100 anos, um pouco antes de eu deixar o Instituto Sabin de Vacinas. Hoje, os Arquivos de Albert B. Sabin estão localizados na Universidade de Cincinnati, onde ele conduziu grande parte de seu trabalho pioneiro sobre a vacina oral contra a poliomielite.

 Sabin foi um herói no campo das vacinas, mas não apenas por sua importante e fundamental pesquisa para o desenvolvimento das vacinas contra a poliomielite e outras doenças. Ele foi um embaixador extraoficial do combate à poliomielite, visitando dezenas de países e convencendo líderes de governos dos mais altos níveis sobre a importância de instituir campanhas de vacinação contra a poliomielite. Sua grandeza como um cientista das vacinas o permitiu ingressar em Cuba durante a década de 1960 e na União Soviética nas décadas de 1950 e 1960. Essas atividades em Cuba e na União Soviética tiveram um significado especial para mim. Através de um programa de diplomacia de bastidores e colaboração científica, Sabin trabalhou com cientistas soviéticos para o desenvolvimento conjunto de uma vacina oral contra a poliomielite que utilizava as cepas vivas do vírus da poliomielite de Sabin, as quais ele tinha desenvolvido pela primeira vez no Cincinnati Children's Hospital. Essas cepas virais foram depois produzidas em escala industrial na União Soviética e testadas em milhões de cidadãos soviéticos, por fim levando à aprovação da vacina no início da década de 1960 e à subsequente erradicação da poliomielite. Essas conquistas são hoje o padrão-ouro para a forma como cientistas de diferentes ideologias podem superar tensões diplomáticas ou resolver conflitos para avançar a ciência com propósitos humanitários.

Diplomacia de saúde global

Cada visita a Heloisa reforçava minha convicção de que a diplomacia das vacinas poderia um dia ter um lugar especial na sociedade moderna. Neste nosso mundo pós-2015, precisamos da diplomacia das vacinas mais do que nunca. As doenças infecciosas globais inesperadamente começaram a piorar. Devido a falhas na infraestrutura de saúde por guerras e instabilidades, juntamente com outras forças modernas do século XXI, doenças infecciosas que acreditávamos estar diminuindo, ou mesmo ter desaparecido, estão de volta. A pandemia de Covid-19 está desafiando as relações internacionais em um nível sem precedentes. Para solucionarmos essa e outras crises de saúde pública futuras relacionadas a doenças infecciosas, precisaremos integrar a ciência de controlar infecções globais com esses novos determinantes físicos e sociais: pobreza, guerra, instabilidade política, migrações humanas, urbanização e movimento anticiência. Por sua vez, navegar por essas águas turbulentas exigirá novas abordagens que unam as ciências biomédicas e sociais, incluindo a ciência política e a política externa.

Em meus dois anos como enviado científico dos Estados Unidos (EUA) durante o governo Obama, eu percebi que, para resolver os problemas relacionados à construção de infraestruturas para vacinas em vários países, é necessário compreender a ciência biomédica e a vacinologia, mas que isso nem sempre é suficiente. Esse é o caso especialmente em um ambiente complicado como o Oriente Médio, onde rivalidades tribais profundas entre sunitas e xiitas continuamente criavam obstáculos, geralmente de maneiras interessantes e inesperadas. Logo ficou claro que a produção de vacinas, a expansão da cobertura vacinal e o controle de doenças tropicais negligenciadas (DTNs) exigem a integração de novos tipos de conhecimento, incluindo habilidades relacionadas à diplomacia. De alguma forma, isso é parecido com o que Sabin conseguiu fazer em Cuba e na União Soviética (bem, talvez não no Brasil!) na década de 1960, mas ampliando o leque para incluir cientistas e não cientistas. Para chegar a isso, sugeri uma nova estrutura para a diplomacia das vacinas, a qual conecta ciência política, filosofia e política externa com a tecnologia científica mais poderosa já inventada: a vacina.

Antes de descrever e definir a diplomacia das vacinas, considero útil primeiramente fornecer uma compreensão mais ampla de como a saúde global em geral está ligada às relações internacionais e à solução dos problemas das doenças em larga escala [2]. Alguns poderiam dizer que isso começou como uma versão inicial da quarentena durante o século XIV, quando foram implementadas leis para evitar que a peste originada na Ásia Menor entrasse em Dubrovnik na costa do mar adriático da Croácia – ou muito depois, começando na década de 1850, quando ocorreram conferências sanitárias internacionais na Europa para evitar a disseminação do cólera, da peste e de outras ameaças pandêmicas infecciosas [2]. Então, no início do século XX, foi criado, em Paris, o Office International d'Hygiène Publique, bem como uma organização de saúde associada à Liga das Nações [3]. Em paralelo, as nações do Hemisfério Ocidental também estabeleceram um Departamento Sanitário

Pan-Americano, mais tarde chamado Organização Pan-Americana da Saúde, a qual se tornou o escritório regional da Organização Mundial da Saúde (OMS) nas Américas. A própria OMS foi estabelecida após a Segunda Guerra Mundial, depois da formação da Organização das Nações Unidas (ONU). A constituição da OMS foi aprovada em 7 de abril de 1948, data hoje definida como o Dia Mundial da Saúde. Quase 20 anos depois, a OMS assumiu o desafio de erradicar a varíola através de uma campanha de vacinação global.

A diplomacia da saúde global acelerou rapidamente após a promulgação dos Objetivos de Desenvolvimento do Milênio da ONU, primeiro em 2005, com um conjunto revisado de regras no Regulamento Sanitário Internacional (RSI) e, depois, em 2007, após os ministros da saúde de sete nações associarem a saúde global com a política externa por meio da Declaração Ministerial de Oslo [2]. O RSI (2005) é um acordo entre todos os estados-membros da OMS com foco na segurança em saúde global, em especial para a detecção e avaliação de eventos de saúde pública importantes e para o fortalecimento dos esforços para o controle de doenças em portas de entrada nacionais, como portos e aeroportos. Algo que impulsionou significativamente a RSI (2005) foi a pandemia de síndrome respiratória aguda grave (SARS) de 2003, a qual resultou em mais de 8 mil casos, com mortalidade de cerca de 10% [4]. A pandemia de SARS também afetou gravemente as economias de Hong Kong e Toronto, no Canadá, servindo de alerta para o poder perturbador de epidemias letais. Essas iniciativas foram depois reforçadas em 2019 após a epidemia de Ebola na República Democrática do Congo (RDC) e, por fim, foram usadas para responder à Covid-19 no ano seguinte. Nesse contexto, minha ex-colega de Yale, Ilona Kickbusch, define a diplomacia de saúde global como um sistema de governança global em saúde, enquanto Rebecca Katz, uma colega e ex-estudante que agora está na Universidade Georgetown, ofereceu uma definição operacional. Ela se refere a essa diplomacia como uma estrutura que inclui tratados entre nações, como o RSI, ou parcerias internacionais reconhecidas com organizações internacionais da ONU, a Gavi ou parcerias globais envolvendo a Fundação Gates ou outros atores não estatais [2].

Diplomacia das vacinas

Ao longo da história moderna, as vacinas superaram todas as outras biotecnologias em termos do impacto na saúde pública global. Por causa das vacinas, a varíola foi erradicada e a poliomielite quase foi eliminada globalmente, enquanto as mortes por sarampo diminuíram em mais de 90% e a meningite por *Haemophilus influenzae* do tipo b é agora uma doença do passado nos EUA e em outros lugares.

Eu defino uma das partes da diplomacia das vacinas como um subgrupo ou um aspecto específico da diplomacia de saúde global em que a oferta de vacinas em larga escala é usada como uma intervenção humanitária, geralmente liderada por uma ou mais agências da ONU, mais notavelmente a Gavi, o Unicef e a OMS, ou potencialmente uma organização de desenvolvimento não governamental [2]. Entre os possíveis exemplos, estão vacinações emergenciais contra cólera ou Ebola durante surtos na África, campanhas de vacinação contra o sarampo ligadas à diáspora da Venezuela no Brasil ou na Colômbia e campanhas de erradicação da poliomielite em regiões de conflito do Afeganistão, do Paquistão ou do Oriente Médio. Outros aspectos da diplomacia das vacinas estão relacionados com o acesso às vacinas durante pandemias, como os esforços para garantir a oferta igualitária de uma vacina para o combate da influenza, especialmente durante uma situação de epidemia ou mesmo de pandemia.

Outro elemento crítico da diplomacia das vacinas inclui o desenvolvimento ou refinamento de novas vacinas feitos em conjunto por cientistas de pelo menos duas nações. Em vez de uma agência da ONU ou de uma organização de desenvolvimento não governamental, os próprios cientistas lideram a ciência e a diplomacia das vacinas [2]. É especialmente relevante que cientistas de nações opostas ou mesmo em conflito possam trabalhar em organizações de pesquisa, ou até que possam trabalhar juntos e colaborar sob condições de tensão ou instabilidade política. Sob essa perspectiva, a diplomacia das vacinas alcançou sua expressão máxima durante o período de 20 anos da Guerra Fria entre EUA e União Soviética, o qual começou na época do lançamento do satélite

Sputnik e terminou em quase que completamente no ano de 1977 com a erradicação da varíola [5]. Como enviado científico dos EUA, me esforcei para ressuscitar essa diplomacia da ciência das vacinas ao colaborar com cientistas de países de maioria muçulmana no Oriente Médio e no norte da África [6].

Será que as vacinas realmente merecem essa designação própria, com um tipo especial de diplomacia? Acredito que sim, especialmente quando consideramos que, entre o século passado e este, as vacinas salvaram centenas de milhões de vidas [2]. Nesse sentido, a tecnologia das vacinas e sua ampla oferta representam nossa mais potente resposta a guerras e instabilidades políticas na era moderna. As vacinas representam não apenas tecnologias salvadoras e instrumentos inigualáveis para a redução do sofrimento humano, mas também servem como potentes veículos para a promoção da paz e prosperidade internacionais. Elas são a maior invenção da humanidade.

Uma breve história da diplomacia das vacinas

A história da diplomacia das vacinas traça uma narrativa interessante paralela à história das próprias vacinas. Tudo começou com o médico britânico Edward Jenner, que, no final do século XVIII, desenvolveu a primeira e original vacina contra a varíola. Na verdade, a palavra *vacca*, termo em latim para "vaca", refere-se ao fato de que o vírus atenuado usado na vacina se originou de vacas infectadas com o vírus da varíola bovina. Porém, uma análise mais recente questiona a verdadeira origem do vírus que Jenner de fato usou, o qual pode ter sido o vírus da varíola equina ou mesmo outro vírus designado simplesmente como "vaccínia" [7]. A vacina de Jenner contra a varíola teve impacto imediato na saúde pública da Inglaterra, tendo sido transportada através do Oceano Atlântico até a América, onde o próprio Thomas Jefferson conduziu estudos sobre a vacina na região da Virginia. Quando autorizou a expedição de Meriwether Lewis e William Clark 1 ano após a Compra da Louisiana em 1803, Jefferson estimulou ou possibilitou que eles levassem a vacina até as suas fronteiras [2]. Naquela época, a varíola estava devastando a população de nativo-americanos na região das Planícies do Norte, de modo que a vacina poderia significar um gesto de paz ou benevolência. Infelizmente, alguns historiadores relatam que o preparado da vacina se degradou ao ponto de nunca chegar a ser usado de fato.

Na Europa, a Inglaterra e a França celebraram e exaltaram as conquistas de Jenner, apesar do aumento crescente da hostilidade entre as duas nações. No período que se seguiu à Revolução Francesa e após Napoleão se tornar um ditador militar na França em 1799, a Grã-Bretanha ficou cada vez mais preocupada com a expansão dos exércitos de Napoleão pela Europa e com os seus esforços para fazer com que as nações europeias cortassem relações comerciais com a Inglaterra. Por fim, em 1803, a Inglaterra declarou guerra contra a França, iniciando um bloqueio naval contra o país. Foi, então, que ocorreram as batalhas históricas de Austerlitz e Trafalgar. Porém, a reputação de Jenner e sua exaltação como o primeiro cientista de vacinas havia aumentado até o ponto em que foi solicitado a ele que escrevesse cartas (e possivelmente que participasse de outras atividades) intermediando libertações e trocas de prisioneiros [2]. Por exemplo, em uma carta para o Instituto Nacional de Saúde Francês, ele declarou que "as ciências nunca estão em guerra". Por sua vez, Napoleão (ou, como alguns diriam, a Imperatriz Josefina) declarou: "Jenner – não podemos recusar nada a este homem" [2]. Por fim, as guerras napoleônicas terminaram com a derrota de Napoleão em Waterloo, a última vez que França e Inglaterra entraram em guerra.

Essas narrativas apresentam um paradigma futuro que se manteve nos próximos 200 anos: (1) o reconhecimento imediato do impacto de uma vacina como uma tecnologia altamente valorizada e (2) a enorme grandeza científica e profissional dos vacinologistas (cientistas de vacinas e desenvolvedores de vacinas). Isto é, até que o atual movimento antivacinas começasse a nos atacar no início da década de 2000. Um terceiro elemento elusivo, não tão direto ou tangível, também está ligado às vacinas: o potencial das vacinas para prevenir doenças que surgem por causa de conflitos ou das forças do século XXI e, em alguns casos, também abordar diretamente os próprios determinantes sociais. Por exemplo, a própria vacina de Jenner foi usada como instrumento de paz durante as guerras napoleônicas, criando uma nova tendência ao longo da história moderna. Quando outro renomado cientista francês, Louis Pasteur, desenvolveu as próximas vacinas em meados do século XIX, ele também usou sua posição para lançar uma rede de Institutos Pasteur por todo o mundo francófono, incluindo o norte da África e o sudeste da Ásia, que se concentraram inicialmente em reproduzir os métodos de Pasteur para o preparo e a administração da primeira vacina contra a raiva. Ecoando as palavras de Jenner, Pasteur declarou, em um discurso proferido em 1888 no Instituto Pasteur de Paris, que "a ciência não tem país, pois o conhecimento pertence à humanidade e é a tocha que ilumina o mundo" [2].

A Guerra Fria foi um período de 45 anos de hostilidades políticas entre os EUA e a União das Repúblicas Socialistas Soviéticas que começou após a Segunda Guerra Mundial e dividiu boa parte do mundo em duas grandes esferas de influência. Ironicamente, este foi o período que gerou a expressão máxima da diplomacia das vacinas. Dois inimigos colocaram de lado suas animosidades para colaborarem no desenvolvimento e na testagem da vacina oral contra a poliomielite, o que está agora levando à sua eliminação ou erradicação global. Esta é uma história extraordinária que poucas pessoas fora do mundo das vacinas conhecem. O lançamento do satélite Sputnik em 1957 foi um momento crucial para a história dos EUA, quando a nação temia ficar atrás dos soviéticos no domínio da tecnologia espacial e de mísseis. Foi um capítulo sombrio na história dos EUA quando – logo após a "ameaça vermelha" resultante da anexação da Europa Oriental pelos soviéticos, do bloqueio de Berlim e da guerra por procuração contra a China na Coreia – nos tornamos vigilantes, até mesmo hipervigilantes, em relação a qualquer sinal de presença comunista em nosso solo.

Pode-se argumentar que esse não era o momento ideal para iniciar uma colaboração para o desenvolvimento de vacinas entre EUA e União Soviética, mas foi isso mais ou menos o que ocorreu. Acontece que o medo da poliomielite era maior que a ameaça do comunismo. A epidemia de poliomielite em 1952 nos EUA foi a pior já registrada. Ela matou mais de 3 mil pessoas e causou doença paralítica parcial ou completa em mais de 20 mil. Cada vez mais, durante a década de 1950, as crianças e adolescentes em idade escolar eram vítimas da poliomielite. Os pais em cidades de todo o país viviam apavorados com as epidemias de verão da poliomielite.

A poliomielite também atingiu em cheio a União Soviética. Entre 1954 e 1959, ela estava presente em todas as repúblicas soviéticas, e sua incidência aumentava a cada ano, com as maiores taxas nos Países Bálticos [8]. Surtos de poliomielite também ocorreram em Moscou e em Minsk [9]. Em resposta, cientistas soviéticos estabeleceram em 1955 o Instituto de Pesquisa da Poliomielite em Moscou, nomeando o Dr. Mikhail Chumakov para chefiar o desenvolvimento experimental de vacinas. Outra pessoa importante foi o Dr. Anatoly Smorodintsev, chefe do departamento de virologia do Instituto de Medicina Experimental da Academia de Ciências Médicas da União das Repúblicas Socialistas Soviéticas [8]. Com o acordo de ambos os governos, Chumakov e Smorodintsev viajaram aos EUA em 1956 para visitar Albert Sabin, o qual tinha desenvolvido uma vacina contra poliomielite contendo três cepas diferentes de vírus vivos atenuados que era administrada por via oral.

Sabin estava entusiasmado para cooperar com os cientistas soviéticos, pois nessa época a vacina injetável contra a poliomielite inventada pelo Dr. Jonas Salk, composta de três cepas de vírus inativados ou mortos com formalina, já tinha sido aprovada e era amplamente usada nos EUA. Assim, não apenas havia pouca disposição para trocar essa vacina pela de Sabin, mas também não havia um número suficiente de crianças não vacinadas nos EUA para a realização de testes com a versão oral [9]. Embora o Dr. Sabin tivesse imunizado sua própria família e um pequeno número de detentos adultos jovens em uma prisão federal localizada não muito longe do laboratório do Cincinnati Children's Hospital, o número de voluntários vacinados era pequeno demais para que sua vacina oral pudesse obter a licença de produto nos EUA [9].

Capítulo 2 • Um legado da Guerra Fria   25

Como um comentário a parte, citarei que tive o privilégio de conhecer Jonas Salk em 1995. Nosso encontro aconteceu em seu escritório no Instituto Salk, considerado por muitos como um dos institutos de pesquisa visualmente mais impressionantes já construídos. Ele foi projetado pelo renomado arquiteto Louis Kahn e contempla uma praia na costa de La Jolla, Califórnia, logo ao norte de San Diego. No pôr do sol, a luz brilha através de um espaço entre seus dois principais prédios, criando um efeito inesquecível. Naquela época, eu era professor assistente em Yale e havia iniciado meu próprio laboratório de vacinas há poucos anos. O Dr. Salk foi um dos grandes cientistas mais agradáveis

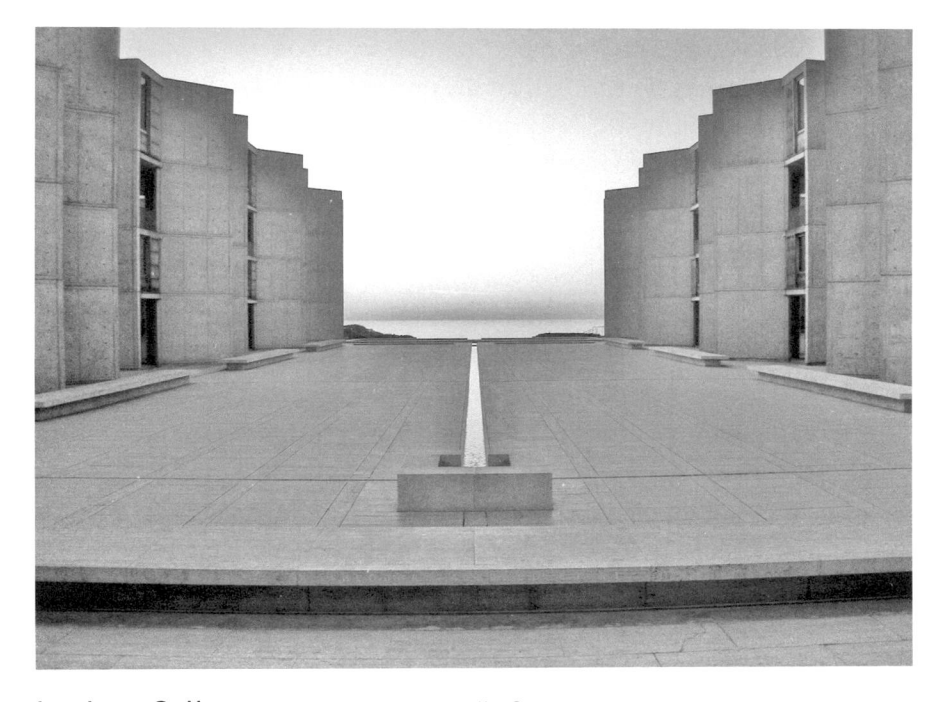

Instituto Salk. Fotografia de Wikimedia Commons usuário TheNose, https://creativecommons.org/licenses/by-sa/2.0/deed.en.

e amigáveis entre os que conheci. Ele até concordou em me ajudar no desenvolvimento de nossa vacina contra ancilóstomos. Passamos mais de 1 hora juntos, período em que ele me mostrou com orgulho os quadros expostos em seu escritório pintados pela sua esposa, Françoise Gilot (companheira anterior de Pablo Picasso). Lembro de estar muito animado depois de nosso encontro, acreditando que o Dr. Salk poderia se tornar um importante mentor. Fiquei devastado quando, apenas 1 mês depois, minha esposa, Ann, me telefonou do Reino Unido para contar que ele havia falecido.

Voltando à história: como a vacina de Salk era injetável, ainda havia uma necessidade global de um tipo diferente de vacina contra a poliomielite que pudesse ser administrada sem o uso de agulha e, consequentemente, sem uma pessoa com treinamento médico. Isso era importante especialmente nos países em desenvolvimento da África, Ásia e América Latina, onde não havia equipes qualificadas e onde os sistemas de saúde tinham poucos recursos. Em países pobres da África, da Ásia e das Américas, a vacina de Sabin apresentava várias vantagens. Ela continha poliovírus vivos que foram enfraquecidos ou "atenuados" até o ponto em que não podem mais causar doença. A vantagem é que as cepas de poliovírus da vacina de Sabin podem ser administradas por via oral, pois elas estimulam a resposta imune da criança ao se replicarem no trato gastrintestinal. Se ela funcionasse, um grande grupo de crianças em vilarejos ou pequenas cidades poderiam ser colocadas em fila para receber a vacina de Sabin por meio de gotas líquidas ou mesmo por gotas colocadas em um cubo de açúcar.

Após a visita de cientistas russos aos EUA em 1956, nosso Departamento de Estado permitiu que Sabin fizesse uma visita recíproca no verão daquele ano [9], iniciando uma extraordinária colaboração internacional em que as cepas vivas de poliovírus de Sabin foram multiplicadas para a produção na União Soviética e testadas pela primeira vez em crianças soviéticas. Sabin forneceu quantidades suficientes da vacina para começar a imunização de crianças na União Soviética e na Tchecoslováquia, além de semear lotes para que os soviéticos, sob a direção do

Dr. Chumakov, pudessem eles mesmos multiplicarem o vírus. De acordo com William Swanson, um jornalista *freelancer* de Minneapolis que escreveu sobre esse período para a *Scientific American*, Chumakov teve que usar suas conexões no Politburo para passar por cima do ministro da saúde russo, o qual não autorizaria testes clínicos da vacina de Sabin [9]. Chumakov era um homem corajoso, que sempre colocou a ciência e a saúde das crianças da União Soviética acima da política. Seu filho, Dr. Konstantin Chumakov, ele próprio um importante cientista de vacinas na Agência Reguladora de Medicamentos e Alimentos dos EUA (Food and Drug Administration), é um colega que compartilhou comigo memórias calorosas de seu pai, o qual foi um grande defensor da ciência durante um período muito difícil antes e imediatamente depois da morte de Stalin. O Dr. Mikhail Chumakov faleceu poucos anos após a morte de Sabin em 1993.

Por fim, no final do ano de 1959, os russos tinham preparado com sucesso 10 milhões de doses da vacina derivada das cepas de poliovírus vivo de Sabin. Os soviéticos vacinaram milhões de crianças. Em 1991, Dorothy Horstmann, uma das professoras fundadoras da virologia em Yale (e uma ex-mentora que me recrutou para Yale após minha residência no serviço de pediatria do Massachusetts General Hospital), escreveu sobre a sua experiência fornecendo uma avaliação independente dos subsequentes ensaios clínicos sobre a poliomielite que iniciaram em 1959. Em antecipação a esses estudos, a OMS pediu que ela avaliasse em detalhes ao longo de um período de 6 semanas o controle de qualidade dos laboratórios e se os soviéticos tinham implementado as etapas adequadas para garantir a segurança da vacina [8].

Ela também relatou as viagens de Chumakov pela União Soviética para encontrar grupos de médicos e organizar a campanha de vacinação. Ele apareceu em programas locais de televisão e rádio para pedir a cooperação da comunidade e trabalhou com os jornais locais para explicar a importância da vacinação [8]. Depois disso, houve pesquisas de monitoramento detalhadas, as quais incluíram visitas domiciliares de profissionais de saúde para avaliar a possibilidade de algum efeito prejudicial pela vacina. No caso de uma campanha lançada em

Tashkent, no Uzbequistão, durante uma epidemia real de poliomielite, os epidemiologistas foram aos domicílios individuais para determinar o impacto da vacina sobre a saúde pública. Estima-se que 10 a 15 milhões de crianças russas tenham recebido a vacina oral contra a poliomielite desenvolvida em conjunto por Sabin pelo lado dos EUA e por Chumakov e colegas pelo lado soviético. Por fim, quase todos os cidadãos soviéticos com menos de 20 anos de idade, cerca de 100 milhões de pessoas, receberam a vacina. De acordo com a Dra. Horstmann, "a sua avaliação positiva contribuiu para um renascimento do interesse pela vacina oral, preparando o caminho para grandes estudos de campo nos Estados Unidos e levando à aprovação da vacina oral em 1961-1962" [8].

Como resultado do acesso global à vacina oral contra a poliomielite, em 2019 a doença havia sido eliminada em todos os países, com exceção de três: Nigéria, Afeganistão e Paquistão. Nesses países, hostilidades e conflitos locais interferiram com os esforços das agências da ONU e dos trabalhadores de saúde comunitários para alcançar todas as áreas que precisavam de acesso à vacinação.

Mais adiante, é provável que a vacina de Sabin seja gradualmente substituída pela vacina de Salk. Embora haja vantagens evidentes na administração de uma vacina oral, uma desvantagem importante da vacina de Sabin são as cepas de vírus vivos, as quais podem sofrer mutações. Isso significa que, embora seja raro, as crianças vacinadas podem eliminar na comunidade uma versão do vírus com mutação que produz complicações semelhantes às do poliovírus do tipo selvagem, incluindo paralisia. Assim, para realmente eliminar globalmente a poliomielite, acredita-se que haja necessidade de vacinações subsequentes com a vacina de Salk de vírus mortos, e a vacina de Salk está gradualmente sendo adotada na maioria dos países. Considero irônico que ambas as vacinas de Sabin e de Salk sejam necessárias para a erradicação global da poliomielite. A ironia reside no fato de que ambos eram amargos rivais. Em meu escritório no Baylor College of Medicine, tenho uma reprodução de uma fotografia dos Drs. Sabin e Salk sentados bem próximos em uma conferência, mas o que a torna

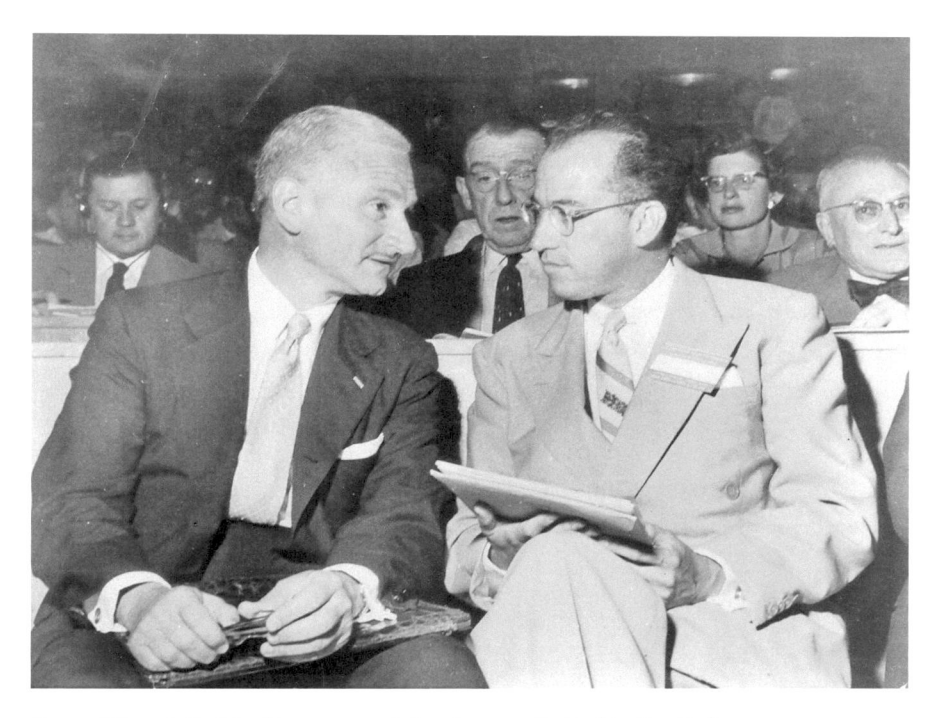

Drs. Albert Sabin (*à esquerda***) e Jonas Salk (***à direita***).**
Cortesia do Hauck Center for the Albert B. Sabin Archives,
Henry R. Winkler Center for the History of the Health
Professions, University of Cincinnati Libraries.

especial é o espectador sentado atrás deles observando-os com uma expressão de espanto.

A saúde como uma ponte para a paz

O desenvolvimento e testagem internacionais em conjunto de uma vacina oral contra a poliomielite se mostrou uma força poderosa para superar as ideologias da Guerra Fria. As vacinas também se tornaram uma das biotecnologias mais importantes e bem-sucedidas já inventadas – uma que está levando à eliminação global da poliomielite. Atualmente, a OMS elevou a um outro nível a dimensão humanitária da vacina oral da poliomielite através de seu programa Saúde como Ponte para a Paz e de seu projeto chamado Projeto de Cessar-fogo Humanitário [10]. O projeto negocia cessar-fogos em áreas devastadas pela guerra no Afeganistão, no Iraque, no Sudão do Sul e em outros locais a fim de vacinar as crianças contra a poliomielite. Um produto da Guerra fria, até hoje a vacina da poliomielite continua sendo uma potente arma para promover a paz e eliminar a doença.

3
Enviado científico das vacinas

O legado da diplomacia das vacinas entre Estados Unidos (EUA) e União Soviética ainda vive hoje por meio dos esforços para erradicação global da poliomielite e com o estabelecimento, em 1988, de uma Iniciativa Global para a Erradicação da Poliomielite através de uma resolução aprovada naquele ano pela Assembleia Mundial da Saúde [1]. A Assembleia Mundial da Saúde anual tem uma função fundamental na saúde global. É nela que os ministros da saúde se encontram na sede da Organização Mundial da Saúde (OMS) em Genebra, na Suíça, em todos os meses de maio para adotar novas resoluções a fim de abordar as ameaças à saúde global. O Regulamento Sanitário Internacional (RSI [2005]), por exemplo, foi criado na Assembleia Mundial da Saúde logo após a pandemia de síndrome respiratória aguda grave (SARS). Essas resoluções são, preferencialmente, acompanhadas por esforços globais para a mobilização de recursos – fundos e capital humano – para traduzir as políticas em ações e para o desenvolvimento e implementação das intervenções oportunas.

Ao longo dos anos, participei de vários eventos da Assembleia Mundial da Saúde. É um dos locais mais importantes para o delineamento de políticas, além de uma oportunidade para encontrar políticos de alto escalão. Participar das Assembleias Mundiais da Saúde me permitiu pressionar a adoção de intervenções contra as doenças tropicais negligenciadas (DTNs), elevar o perfil da pesquisa e desenvolvimento em saúde global e combater a hesitação global à vacinação. Mais recentemente, em 2019, participei de um painel junto com o secretário Alex

Azar, do Departameno de Serviços Humanos e de Saúde dos EUA, para explicitar a crescente ameaça do movimento antivacinas nos Estados Unidos e as minhas preocupações com o seu potencial de globalização. Em geral, há muita energia e empolgação nesses encontros, em parte porque os principais líderes da saúde global, incluindo aqueles que chefiam importantes agências da Organização das Nações Unidas (ONU) e organizações de desenvolvimento não governamentais, comparecem e participam ativamente. A imprensa também costuma estar presente. A Assembleia também ajuda a estabelecer pautas futuras e introduzir novas questões importantes no cenário internacional.

Quando a Assembleia Mundial da Saúde aconteceu em 1988, a poliomielite estava presente em mais de 100 nações. A resposta de oferta e expansão da cobertura global da vacina oral contra a poliomielite para, por fim, evitar a poliomielite paralítica foi impressionante. Ao longo dos últimos 30 anos, a Iniciativa Global para Erradicação da Poliomielite imunizou mais de 2,5 bilhões de crianças, até o ponto em que a transmissão de poliomielite continua ocorrendo em apenas três nações: Afeganistão, Nigéria e Paquistão [1]. Além disso, a incidência global de poliomielite diminuiu 99% desde 1988, com dois dos três tipos de vírus da poliomielite (tipos 2 e 3) estando atualmente erradicados [1]. Até o momento, o investimento internacional na Iniciativa Global para Erradicação da Poliomielite é de mais de 10 bilhões de dólares. Isso inclui contribuições de países doadores, mas também da Fundação Gates, juntamente com contratos extraordinários do Rotary International, compreendendo mais de 35 mil clubes de serviços e mais de 1 milhão de membros [2]. Eu recentemente me tornei um rotariano e tive a felicidade de encontrar muitos outros. Em geral, os rotarianos são pessoas sem experiência médica, mas que aprendem rapidamente e são grandes defensores ávidos para explicar aos leigos de suas comunidades a importância da erradicação da poliomielite.

Essa última fase do jogo para erradicação da poliomielite – a prevenção dos últimos 0,1% de casos – não será fácil, pois muitas crianças infectadas pelo vírus não apresentam sintomas. Essa realidade em relação à história natural da poliomielite significa que encontrar um único caso de uma criança paralisada pela poliomielite costuma representar apenas uma ponta do *iceberg*, pois, em média, pode haver pelo menos outras 100 crianças infectadas com poliomielite, mas assintomáticas. Assim, isso impossibilita a vacinação em anel, uma abordagem desenvolvida durante a erradicação da varíola em que os contatos (ou os contatos dos contatos) de um caso clínico de varíola são vacinados. Em vez disso, torna-se necessário vacinar todo o vilarejo ou cidade.

Outro problema é que as cepas de vírus vivos na vacina da poliomielite podem sofrer mutação e causar um poliovírus derivado da vacina (PVDV). Isso acontece porque uma criança vacinada com a vacina de poliomielite produzida com vírus vivo pode excretar ou eliminar o vírus vivo da vacina nas fezes. Em áreas com saneamento precário e onde uma porcentagem baixa das crianças estão imunizadas, o vírus da vacina pode sobreviver no ambiente e sofrer mutações genéticas [3]. Em raras ocasiões, essas mutações podem produzir uma cepa da vacina viva que tenha recuperado sua capacidade de causar a poliomielite paralítica. Essa ocorrência é extremamente incomum, mas dado que, nas últimas duas décadas, pelo menos 10 bilhões de crianças receberam a vacina oral contra a poliomielite, houve centenas de casos de PVDV [3]. Agora que estamos alcançando a cobertura global quase completa com a vacina oral da poliomielite, a esperança e a expectativa são de que os casos de PVDV, como o vírus selvagem da poliomielite, estejam acabando. Além disso, à medida que cada vez mais países adotam a vacina de Salk contra a poliomielite, a qual contém apenas poliovírus mortos, poderemos um dia, enfim, erradicar essa doença.

V.2.0: Iniciativa Global para Erradicação da Varíola

A colaboração entre cientistas americanos e soviéticos durante a Guerra Fria foi além das vacinações contra a poliomielite. Durante a década de 1950, o virologista e ministro da saúde soviético Dr. Viktor Zhdanov começou a se preocupar com a importação da varíola para as repúblicas da União Soviética a partir da Ásia, especialmente as repúblicas centrais da Ásia [4]. Em 1958, ele propôs, durante a Assembleia Mundial da Saúde, que acontecia em Minneapolis, em Minnesota, que a OMS deveria considerar o lançamento de uma iniciativa para erradicar a varíola, comprometendo-se com a oferta de uma vacina liofilizada contra a varíola produzida pelos soviéticos [4,5]. Como a vacina de Sabin, a vacina da varíola também era uma vacina com vírus vivos, mas era administrada por injeção em vez da via oral. A vantagem da liofilização na vacina da varíola era que isso permitia que o vírus vivo fosse submetido a extremos de temperatura, de modo que pudesse ser levado para regiões quentes do planeta, possibilitando a vacinação de populações que viviam em nações tropicais em desenvolvimento, como a Índia ou o Sahel na África Subsaariana.

Para mim, o Dr. Zhdanov é um herói não reconhecido na história da saúde global. Ele recebeu treinamento como médico militar, mas se interessou pela epidemiologia, por fim se tornando chefe da epidemiologia em um instituto na sua terra natal, a Ucrânia. Depois disso, ele se tornou ministro, e foi nesse posto que pressionou a OMS para comprometer-se com a erradicação da varíola. Em referência ao Dr. Zhdanov, um artigo de 2015 declarou que "a melhor pessoa que já existiu é um homem ucraniano desconhecido" [5].

Zhdanov fez uma proposta tentadora, mas ela teve inicialmente uma recepção fria por parte da comunidade de saúde global. Havia diversas razões para resistência, incluindo o ceticismo disseminado em relação à viabilidade das vacinações universais [4]. Também havia questões geopolíticas complicadas em relação à Guerra Fria. Alguns dos países comunistas mais intensamente povoados, incluindo a China, não tinham se tornado membros da ONU (ou da OMS), havendo preocupações em relação à liderança soviética e ao potencial para a influência comunista nas políticas de saúde globais. Mais importante, muitas nações africanas naquele tempo ainda eram colônias de países europeus e, assim, não tinham representação adequada na OMS [4].

Com contribuições tímidas da OMS em apoio à erradicação da varíola, no início da década de 1960 a União Soviética estava em grande medida sozinha em termos de escalonar a produção da vacina liofilizada contra a varíola e depois exportá-la para as nações vulneráveis. Mais uma vez, o isolamento da União Soviética refletia em parte a política da Guerra Fria. De acordo com o Dr. Donald A. Henderson (todos o chamavam de "D.A."), que se tornou o líder da erradicação da varíola, os EUA naquela época estavam mais comprometidos com a erradicação da malária com base em inseticidas DDT e no fármaco antimalárico cloroquina [4]. Mesmo que esses esforços para a erradicação global da malária tenham fracassado, devido ao surgimento de resistência ao inseticida e ao antimalárico, eles ainda assim consumiram uma enorme porcentagem do orçamento e da equipe da OMS [4].

Apesar da resistência da OMS e dos EUA, os russos persistiram e doaram centenas de milhões de doses da vacina contra varíola para a Índia e outros lugares [4]. Por fim, em 1966, a Assembleia Mundial da Saúde endossou um programa global de erradicação da varíola. Foi proposto que o programa seria sediado na OMS e financiado por meio de suporte internacional. Nada sei sobre as negociações que sucederam, mas os soviéticos, que tentavam convencer a OMS a se concentrar na varíola, inesperadamente deram luz verde para que D.A. Henderson, um americano, servisse como diretor de erradicação da varíola em nome da OMS. A União Soviética se comprometeu a doar anualmente 25 milhões de doses da vacina soviética liofilizada. Enquanto isso, D.A. foi convidado a viajar até a União Soviética para entrevistar médicos epidemiologistas russos para trabalharem com ele na campanha da OMS para erradicação da varíola [4]. Um novo capítulo na diplomacia das vacinas entre EUA e União Soviética estava começando.

Em 1973, a doação russa da vacina liofilizada contra a varíola alcançou a marca de 1 bilhão de doses [6]. De acordo com o Dr. William Foege, outro gigante da campanha de erradicação da varíola que acabou se tornando diretor do Centro de Controle de Doenças dos EUA entre 1977 e 1983, a tecnologia para fazer a vacina contra a varíola também foi transferida para quatro instalações na Índia para a produção de sua própria vacina liofilizada [6]. Em 1977, o último caso de ocorrência natural de varíola foi encontrado na Somália, e, após cuidadosas e detalhadas atividades de vigilância global, o mundo foi declarado livre da varíola em 1980 [7].

Considero essa uma história realmente extraordinária sobre como os EUA, a União Soviética e a Índia puderam trabalhar em conjunto nas décadas de 1960 e 1970 para resolver uma ameaça pandêmica urgente como a varíola. Duas décadas após essa conquista, tive a oportunidade de sentar com D.A. Henderson em meu escritório de professor de microbiologia da Universidade George Washington. Ele foi muito gentil em me visitar, e foi uma verdadeira honra mostrar a ele nossos laboratórios onde na época estávamos desenvolvendo novas vacinas contra a esquistossomose e a ancilostomose humana. Após seu período de trabalho na OMS, ele se tornou reitor da Escola de Saúde Pública Johns Hopkins e, depois, trabalhou em Washington, D.C., no Departamento de Serviços Humanos e de Saúde dos EUA, na construção de iniciativas de biodefesa juntamente com meu antigo mentor, Dr. Philip K. Russell, por fim levando à formação da Organização para Desenvolvimento e Pesquisa Avançada em Biomedicina. Naquele dia, D.A. e eu conversamos sobre o poder das vacinas, e isso reforçou a minha sensação de que trabalhar décadas para o desenvolvimento de uma nova vacina, especialmente para doenças de pessoas pobres, era um caminho extremamente significativo. Lembro de D.A. como uma das pessoas mais humildes e discretas que já encontrei. Durante todo o tempo que passei com ele, eu tinha que ficar lembrando a mim mesmo que estava na presença do homem que liderou a iniciativa que erradicou a pior doença do nosso planeta. Durante o meu período no Instituto Sabin de Vacinas, também tive a honra de trabalhar muito próximo ao Dr. Ciro de Quadros, o qual trabalhava com D.A. e havia liderado muitas iniciativas globais de vacinação contra a varíola. Por fim, Ciro passou a trabalhar no Instituto Sabin de Vacinas e se tornou um especialista internacionalmente reconhecido na área da distribuição de vacinas. A Organização Pan-Americana da Saúde (OPAS) nomeou Ciro um herói da saúde pública das Américas um pouco antes de sua morte por câncer em 2014. Ele também se tornou um grande amigo e colega quando eu era presidente do Instituto Sabin. Eu estava na OPAS quando ele foi reconhecido com uma ovação em pé, algo que nunca esquecerei. Fiquei profundamente triste quando ele morreu algumas semanas depois.

A varíola foi uma doença que matou mais pessoas que todas as guerras do século XX, e D.A., William Foege e Ciro de Quadros executaram uma das maiores vitórias da humanidade. Também me ocorreu que a erradicação da varíola aconteceu por causa da disponibilidade de uma vacina liofilizada produzida em massa pela primeira vez na União Soviética e distribuída por um programa da OMS liderado por um americano. Nesse sentido, a diplomacia das vacinas produziu duas vitórias durante e após a Guerra Fria: a erradicação global da varíola e a quase eliminação da poliomielite.

Um novo começo

Enquanto eu era presidente do Instituto Sabin de Vacinas na década de 2000, comecei a me encantar com a ideia de que a diplomacia das vacinas pudesse ser mais do que apenas uma curiosidade histórica ou uma narrativa interessante da Guerra Fria, mas que, em vez disso, ela fosse um conceito a ser ressuscitado.

A verdade é que a diplomacia das vacinas entre Rússia e EUA não desapareceu por completo após o fim da Guerra Fria e a dissolução da União Soviética. Houve iniciativas bilaterais produtivas focadas na prevenção do vírus da imunodeficiência humana (HIV)/Aids, além de outras doenças sexualmente transmissíveis e da tuberculose, e, em 2009, os EUA e a Rússia criaram uma Comissão Presidencial Bilateral dedicada ao controle da poliomielite e da malária, bem como a questões de saúde relacionadas ao consumo de álcool e tabagismo [8]. Porém, como eu já tinha percebido em 2017, "esses esforços importantes ainda estavam muito aquém das histórias irresistíveis da diplomacia conjunta da ciência das vacinas que levou à vacina oral contra a poliomielite e que, por sua vez, está levando agora aos esforços para a erradicação global" [8].

A diplomacia das vacinas teve literalmente "um novo começo" em 4 de junho de 2009, quando Barack Obama, em seu primeiro ano como presidente dos EUA, fez um discurso com esse título na Universidade do Cairo, no Egito. A Casa Branca queria que o discurso sinalizasse uma nova expansão em direção ao mundo islâmico, sob a premissa de que as relações entre os EUA e os árabes tinham sofrido dano considerável na história recente. A Casa Branca de Obama considerava que o Cairo representava um importante centro histórico e político no mundo árabe, com a Universidade do Cairo funcionando como um de seus principais centros intelectuais e onde Taha Hussein, um dos maiores acadêmicos e intelectuais islâmicos e árabes do século XX, havia trabalhado como professor e reitor [9]. Eu já tinha observado que Hussein também sofria da doença tropical negligenciada tracoma ocular, tendo perdido a visão devido a uma combinação da doença com uma cirurgia ocular malsucedida [9].

Barack Obama abriu seu discurso declarando: "Vim até o Cairo para buscar um novo começo entre os Estados Unidos e os muçulmanos ao redor do mundo, com base no interesse e respeito mútuos e na realidade de que os Estados Unidos e o Islamismo não são excludentes e não precisam competir. Em vez disso, eles se sobrepõem e compartilham de princípios comuns – princípios de justiça e progresso; tolerância e a dignidade de todos os seres humanos" [10]. Durante o discurso, o presidente enfatizou as importantes contribuições acadêmicas e intelectuais de acadêmicos islâmicos nas áreas de matemática, navegação, arquitetura, poesia, música, escrita e impressão, além da medicina. Ele falou sobre como as "pontes entre pessoas levam à ação – seja para combater a malária na África ou para oferecer alívio após um desastre natural", propondo, então, uma extraordinária nova iniciativa na cooperação científica internacional:

> Em relação a ciência e tecnologia, lançaremos um novo fundo para apoiar o desenvolvimento tecnológico em países de maioria muçulmana e para ajudar a transferir ideias para o mercado de maneira que possam criar mais empregos. Abriremos centros de excelência científica na África, no Oriente Médio e no sudeste da Ásia, além de apontar novos enviados científicos para colaborarem em programas de desenvolvimento de novas formas

de energia, criar empregos verdes, digitalizar os registros, limpar a água e cultivar novas safras. Hoje estou anunciando um novo esforço global com a Organização da Conferência Islâmica para a erradicação da poliomielite. Além disso, expandiremos as parcerias com as comunidades islâmicas para promover a saúde materna e infantil [10].

Nos dias seguintes, lembro vividamente de ter lido o texto do discurso. Mesmo naquela época, já tinha percebido que ele poderia ter uma importante influência em minha vida. A partir de minha perspectiva, o Presidente Obama estava abertamente falando sobre a diplomacia das vacinas com o mundo islâmico, de maneiras que lembram a diplomacia das vacinas da Guerra Fria. Com o fim da Guerra Fria, senti que precisávamos de uma nova fronteira na diplomacia das vacinas, e deixar de lado nossas diferenças ideológicas com os países de maioria muçulmana para colaborar na ciência das vacinas poderia se tornar o nosso equivalente no século XXI.

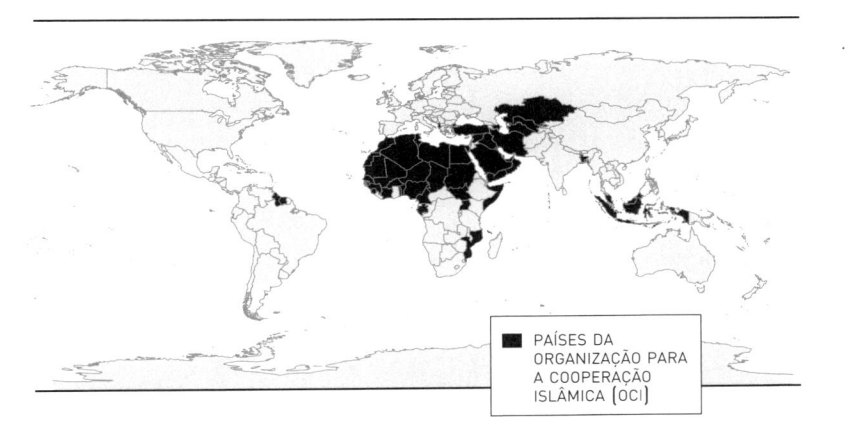

Estados-membros da Organização para a Cooperação Islâmica. Cortesia da Organização para a Cooperação Islâmica. De Wikimedia Creative Commons usuário Mohsin, https:// creativecommons.org/licenses/by/3.0/deed.en.

O discurso do Presidente Obama naquele verão me inspirou a examinar com mais atenção o sofrimento desproporcional no mundo muçulmano e, em 2009, eu observei como muitas doenças negligenciadas ocorriam de maneira avassaladora nas nações de maioria muçulmana [11]. Descobri que DTNs como a esquistossomose, a ancilostomose e a leishmaniose afetavam de maneira desproporcional os estados-membros da Organização para a Cooperação Islâmica (antes chamada Organização da Conferência Islâmica), e eu sabia que o meu grupo de pesquisas estava trabalhando no desenvolvimento de vacinas para essas doenças em nossos laboratórios de parcerias para o desenvolvimento de produtos. Como os efeitos debilitantes de longo prazo das DTNs sobre a saúde mantinham as populações presas à pobreza, as nações de maioria islâmica precisavam urgentemente dessas vacinas "antipobreza".

Programa de enviado científico dos EUA

O discurso de Obama no Cairo foi acompanhado logo depois por ações importantes. Apenas 5 meses depois, Hillary Clinton, então Secretária de Estado dos EUA, anunciou o estabelecimento de um Programa de Enviados Científicos dos EUA durante um discurso em Marrakech, no Marrocos, onde estava acontecendo um encontro conhecido como Fórum do Futuro [12]. Essa iniciativa se tornou em grande medida bipartidária, pois foi um republicano, o Senador Richard Lugar, quem introduziu a legislação no Congresso para a criação do programa, antes que fosse aprovada pelo Comitê de Relações Exteriores do Senado [12]. Um componente fundamental da legislação e do anúncio foi o reconhecimento de que os EUA tinham produzido mais laureados com o prêmio Nobel em ciências que qualquer outro país e de que nossos institutos de pesquisas e universidades são universalmente admirados, muitas vezes servindo como padrão ou modelo para a criação de instituições semelhantes no mundo todo. A criação do Programa de Enviados Científicos dos EUA foi a incorporação de algo que eu já tinha observado em meu *dewaniya* de 2015 e, de fato, durante minhas décadas de viagens internacionais: os EUA são adorados por causa de sua extraordinária força científica e intelectual, juntamente com sua disposição para treinar novas gerações de cientistas.

Três excelentes cientistas foram escolhidos como os primeiros enviados científicos dos EUA: Ahmed Zewail, um professor da Caltech nascido no Egito e que ganhou o Prêmio Nobel de química em 1999; Elias Zerhouni, o antigo reitor da Escola de Medicina da Universidade Johns Hopkins e diretor do Instituto Nacional de Saúde dos EUA, que nasceu na Algéria; e Bruce Alberts, o antigo presidente da Academia Nacional de Ciências, editor-chefe da revista *Science* e professor e chefe de bioquímica da Universidade da Califórnia, em São Francisco [12,13]. Trabalhando em conjunto com o Departamento de Estado dos EUA, o Escritório da Casa Branca para Ciências, Tecnologia e Política e as embaixadas americanas em outros países, as principais tarefas dos enviados científicos estavam centradas na "cooperação internacional sustentada" na área das ciências. Isso inclui defender a transparência entre instituições científicas em países de maioria islâmica e, ao mesmo tempo, promover a participação pública na ciência e na educação científica e o aconselhamento das embaixadas dos Estados Unidos nos países anfitriões sobre as oportunidades para a troca de experiências científicas [13]. Isso também permite o estabelecimento de novos projetos de ciência e tecnologia. Outro componente importante é a expansão para promover o papel das mulheres na ciência em outros países. Com o tempo, houve uma forte representação de mulheres cientistas entre os enviados. O programa começou oficialmente em 2010 e, desde então, 18 enviados visitaram mais de 40 países.

Diplomacia das vacinas no Oriente Médio e norte da África

No outono de 2014, fui surpreendido por uma ligação do Departamento de Estado dos EUA me convidando para servir um período como enviado científico dos EUA. Durante a ligação, o Departamento de Estado ainda indicou um interesse específico para que me concentrasse nos países do Oriente Médio e norte da África, por causa do compromisso assumido no discurso de 2009 no Cairo e devido à específica urgência que estava surgindo pelas complicações geradas pela crescente ameaça do Estado Islâmico na Síria e no Iraque.

Porém, naquela região havia muitas oportunidades para iniciar os esforços da diplomacia das vacinas. Naquela época, eu estava especialmente interessado na promoção da diplomacia das vacinas com o Irã. Conforme expliquei ao Departamento de Estado e à Casa Branca, iniciar as discussões sobre a diplomacia das vacinas com o Irã tinha alguma semelhança com a situação encontrada por Albert Sabin na União Soviética no final da década de 1950. Em primeiro lugar, havia uma necessidade urgente de desenvolver novas vacinas para a região, especialmente para as doenças que surgiam em áreas de conflito, incluindo vacinas que estávamos desenvolvendo para a leishmaniose e a esquistossomose. Em segundo lugar, o Irã era uma das únicas nações na região que realmente tinha capacidade para a produção de vacinas em duas instituições importantes: seu Instituto Pasteur, baseado em Teerã, e o Instituto Razi para Pesquisa de Vacinas e Soros. Uma oportunidade para trabalhar com cientistas iranianos com experiência em vacinas significava que poderíamos trabalhar duro em um ou mais projetos conjuntamente. Como o Congresso não tinha alocado fundos substanciais para o Programa de Enviados Científicos dos EUA, isso significava que eu dependeria do país anfitrião para oferecer uma quantidade significativa de dinheiro em espécie, havendo a possibilidade de que os fundos fossem mobilizados pelos institutos de vacinas do Irã. Por fim, havia o desafio empolgante de desenvolver parcerias com um país onde havia apenas níveis modestos (na melhor das hipóteses) de contato diplomático e onde as relações estavam desgastadas. Era uma situação que lembrava a forma como nosso país estava interagindo com a União Soviética durante as décadas de 1950 e 1960.

Durante nosso encontro inicial em Washington, D.C., nos concentramos na seleção de países-alvo para o meu papel como enviado científico. Eu falei sobre os potenciais benefícios e oportunidades de um projeto de diplomacia das vacinas com o Irã. Porém, enquanto explicitava meus argumentos, eu logo percebi que a linguagem corporal de minha audiência não estava boa – muitos braços cruzados – e acredito que nenhuma pergunta foi feita. Ficou evidente que eu não iria para o Irã. Embora eu tenha ficado um pouco decepcionado, especialmente porque meus colegas de Departamento de Estado não tinham oferecido nenhuma explicação no momento, logo descobrimos que a administração Obama tinha iniciado discussões delicadas com os iranianos em relação ao desarmamento nuclear. Eu sabia que de nenhuma maneira eles iriam complicar as coisas enviando um professor a fim de promover a diplomacia das vacinas em Teerã.

A próxima rodada de discussões em relação à seleção dos países foi mais produtiva. Aprendi sobre as preocupações com os países do norte da África, como o Marrocos e a Tunísia. O número de jovens desempregados e subempregados em ambos os países era alto, e havia preocupações sobre a criação de uma nova geração de jovens descontentes. Como resultado disso, os jovens no Marrocos e na Tunísia estavam vulneráveis ao recrutamento pelo Estado Islâmico e à criação de terrorismo na região. Por exemplo, uma estimativa mostrou que mais de mil marroquinos se juntaram ao Estado Islâmico na Síria e no Iraque entre 2012 e 2014, sendo responsáveis por ataques terroristas na Europa [14]. Milhares de jovens tunisianos também se juntaram ao Estado Islâmico [15]. Assim, um possível papel para mim, como enviado científico dos EUA, era construir biotecnologia no norte da África como meio de ajudar a criar um ecossistema de biotecnologia como fonte potencial de diversificação econômica e de empregos novos e de alto nível.

Outro importante país de interesse era o Reino da Arábia Saudita. Nesse caso, o interesse estratégico dos EUA era o fato de que a Arábia Saudita era em muitos aspectos o verdadeiro centro do mundo islâmico, certamente pelo menos para o mundo islâmico sunita. Por outro lado, o Irã como líder do mundo xiita tinha se tornado um forte e amargo rival dos sauditas, o que estava levando a aumento dos conflitos na região. Por exemplo, muitos especialistas em Oriente Médio consideram as hostilidades atuais no Iêmen como sendo fundamentalmente um substituto do conflito entre sunitas e xiitas e a competição pela hegemonia na região [16]. As discussões entre os EUA e o Irã foram vistas por alguns líderes na Arábia Saudita como uma potencial ameaça.

O Departamento de Estado considerava o meu papel como enviado científico na Arábia Saudita especialmente importante pelo potencial para reduzir as tensões com os EUA, as quais estavam crescendo devido ao interesse americano pelo Irã. Considerando que a Arábia Saudita tinha alguns dos institutos e universidades mais bem classificados no Oriente Médio, além da sofisticação na área de biotecnologia, mesmo que não fosse necessariamente no campo de vacinas, senti que havia muito a fazer em termos de desenvolvimento de vacinas. O que aumentava o interesse por essa oportunidade era que a Arábia Saudita se encontrava entre duas zonas de guerra.

Acabei fazendo múltiplas viagens à região, incluindo cinco para a Arábia Saudita, duas para o Marrocos e uma para a Tunísia. Ao fazer isso, me tornei um dos poucos enviados científicos a prestar serviços por dois termos. Essa foi uma experiência que mudou minha vida, pois me permitiu implementar e explorar livremente minhas aspirações para a diplomacia das vacinas. Meu papel como enviado científico dos EUA também me propiciou uma profunda apreciação pelos meus colegas do Departamento de Estado. Embora eles nem sempre atraíssem muitas atenções, eu os considero como alguns dos mais sofisticados e comprometidos servidores públicos que nossa nação já viu. Eles são verdadeiros heróis.

4
Combatendo as doenças do Antropoceno

Como enviado científico dos Estados Unidos (EUA), concentrei minhas energias na construção da capacidade para a produção de vacinas e no desenvolvimento conjunto de vacinas entre os EUA e as nações de maioria muçulmana no Oriente Médio e norte da África. Eu também esperava explorar o desenvolvimento de novas vacinas para o combate de doenças que surgiam em zonas de conflito ligadas ao Estado Islâmico e à guerra no Iêmen. Embora o colapso das infraestruturas e dos sistemas de saúde pública causado pela guerra fosse um fator importante para o aumento das doenças no Oriente Médio, esse não era o único fator. A diáspora humana causada pelo Estado Islâmico introduziu novas infecções em países vizinhos, como Jordânia, Turquia, Líbano e Egito [1]. Paralelamente, a região agora experimenta temperaturas elevadas sem precedentes, algumas vezes alcançando 50°C regularmente por longos períodos, junto com inundações e secas [2]. As temperaturas cada vez mais quentes expandem o hábitat de insetos e as áreas vulneráveis a doenças transmitidas por insetos vetores, e as novas enchentes podem facilitar a proliferação de caracóis como hospedeiros intermediários na transmissão da esquistossomose. Além disso, secas sem precedentes e temperaturas elevadas forçam as populações humanas a abandonar os campos agrícolas e se transferir para centros urbanos como Alepo, na Síria. A urbanização, por sua vez, sobrecarrega as já fragilizadas cidades em termos de sua capacidade de garantir a segurança alimentar e fornecer acesso a águas seguras e potáveis. As cidades ficaram vulneráveis a surtos de cólera e outras causas de diarreia infecciosa e, por fim, à Covid-19. Essas forças – guerras e conflitos, migrações humanas, mudanças climáticas, urbanização e outros desencadeantes do século XXI – se combinaram em uma tempestade perfeita para o surgimento de doenças infecciosas. Há algum fator exclusivo que possa explicar todas essas mudanças?

O Antropoceno

Em 2016, discursei em um evento na cidade de Waco, no Texas, no Simpósio de STEM e Humanidades da Baylor University. Esse evento anual tenta construir uma ponte entre as humanidades e os campos de STEM (ciência, tecnologia, engenharia e matemática) visando estimular o diálogo e a colaboração. O simpósio também tem por objetivo produzir inovações e mudanças nos currículos universitários. Considerei ótima essa oportunidade, pois cada vez mais eu percebia como a solução de problemas complexos de saúde global podem exigir que olhemos além do modelo biomédico tradicional, começando a acomodar os determinantes sociais e físicos salientados anteriormente. Com muita frequência, as universidades operam de maneira segmentada, de modo que virologistas e vacinologistas raramente falam com economistas, cientistas políticos ou acadêmicos da área de humanidades. As agências governamentais também tendem a trabalhar da mesma forma segmentada. O tema do simpósio de 2016 era o Antropoceno, um termo com o qual eu estava apenas vagamente familiarizado na época. Porém, ser convidado a falar sobre o assunto me permitiu investigá-lo melhor, e o considerei um construto útil para organizar as forças modernas que podem necessitar da diplomacia das vacinas.

Em 2000, o holandês ganhador do prêmio Nobel e químico atmosférico Paul Crutzen, que ajudou a formar o conceito de inverno nuclear, cunhou o termo "Antropoceno" em uma conferência no México. O contexto do Antropoceno é a ideia de que a nossa espécie humana está entrando em sua primeira nova era geológica desde o final da idade do gelo quando começou o Holoceno, aproximadamente 12 mil anos atrás [3-5]. O principal argumento para o Antropoceno se baseia em evidências geológicas indicando que os seres humanos mudaram de maneira tão profunda o planeta que podemos agora marcar o nosso tempo como uma era distinta.

Embora a ideia seja provocadora e interessante, muitos geólogos e cientistas que estudam o planeta permanecem céticos em relação à existência real do Antropoceno, mas alguns achados relevantes sustentam a teoria. Por exemplo, relatos da Pesquisa Geológica Britânica apontam para aumentos nos níveis de fósforo e nitrogênio no solo como resultado do uso de fertilizantes e da expansão da atividade agrícola humana, elevações nos níveis de chumbo no solo como consequência da Segunda Guerra Mundial ou ainda o aparecimento pela primeira vez de radionuclídeos que começaram com os testes das bombas atômica e de hidrogênio [4,5]. Também existem as elevações de dióxido de carbono e metano na atmosfera, que estão produzindo mudanças climáticas [4,5]. Todos esses achados representam as chamadas assinaturas geoquímicas de atividades humanas disseminadas e o seu impacto sobre o planeta. Elas também refletem as atividades humanas que podem desencadear a introdução ou disseminação de doenças, incluindo as mudanças climáticas, mas também a urbanização e as guerras.

Mesmo entre os cientistas que aceitam o conceito de Antropoceno, há discordâncias sobre quando essa época realmente teria iniciado. Alguns dizem que ela começou com o desenvolvimento da civilização humana resultante da agricultura, enquanto outros apontam para a Revolução Industrial ou a era nuclear [3-5]. Outro grupo faz uma ligação com um aumento dos níveis globais de concreto e plástico, junto com a perda de muitas espécies de animais e plantas [3-5]. Considero o Antropoceno útil como um termo abrangente para a gama de mudanças humanas no ambiente e que agora estão promovendo as doenças que estão surgindo e são negligenciadas [5]. "Saúde planetária" é um termo relacionado também usado para descrever a saúde pública no contexto de ecossistemas em transição e mudanças na civilização. Um esforço conjunto da Fundação Rockefeller e da Comissão da Lancet sobre Saúde Planetária tentou estabelecer uma definição e estrutura para esse conceito [6], acabando por levar à criação da Aliança pela Saúde Planetária, com base na Universidade de Harvard [7]. Muitas das forças originárias no Antropoceno e que estão agora promovendo infecções endêmicas e epidêmicas são determinantes sociais, com a pobreza geralmente dominando. Contudo, cada vez mais estamos percebendo como guerras ou conflitos e instabilidades políticas promovem doenças, junto com as migrações humanas e a urbanização, as quais costumam andar juntas. Além disso, a urbanização pode estar ligada a determinantes físicos de mudanças climáticas, como o aumento das secas, a elevação das temperaturas e o abandono pela população de seus campos agrícolas para se aglomerar nas cidades. Vamos analisar com mais detalhes alguns desses fatores.

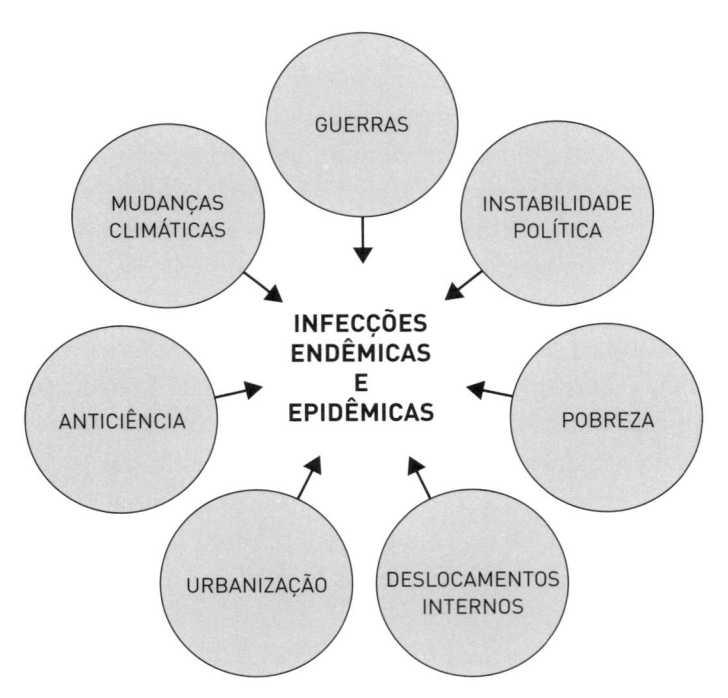

Principais forças que emergem do Antropoceno e que estão promovendo o surgimento de infecções passíveis de prevenção com vacinas e doenças tropicais negligenciadas. Diagrama original de Kenny Cuevas.

Guerra e colapso político

Ao longo da história moderna, as guerras e instabilidades políticas dominaram como desencadeadores de epidemias de doenças infecciosas humanas. A guerra também propaga e potencializa as doenças já circulantes na população. Durante o século XX, pandemias de influenza se disseminaram como resultado de grandes movimentos de tropas e de outras populações no final da Primeira Guerra Mundial, e ambas as Guerras Mundiais produziram epidemias de tifo. Uma lição importante para a geopolítica do século XXI é que, onde quer que ocorram guerras e instabilidades políticas extremas, surgirão doenças emergentes e negligenciadas. O cólera surgiu logo após o terremoto do Haiti e da guerra no Iêmen, e o Ebola surgiu após anos de atrocidades e conflitos na parte ocidental da África (Guiné, Libéria e Serra Leoa) e, mais recentemente, na República Democrática do Congo (RDC). A malária e outras doenças transmitidas por vetores, assim como o sarampo, atualmente prosperam na Venezuela após o seu colapso econômico e no Triângulo Norte da América Central com a ascenção dos cartéis de drogas. A região do Oriente Médio é uma nova zona de perigo global para doenças emergentes e doenças tropicais negligenciadas (DTNs).

Nem sempre é fácil mensurar ou confirmar as associações entre doença e conflitos, pois as zonas de guerra são, quase por definição, lugares inseguros para epidemiologistas e cientistas da saúde. Dessa forma, a condução de pesquisas epidemiológicas detalhadas em tempos de guerra raramente é um objetivo realista. Porém, Rebecca Du, Jeffrey Stanaway e eu comparamos o Índice Global da Paz (liberado pelo Instituto para Economia e Paz) dos países que atualmente exibem as maiores taxas de prevalência estimadas para a maioria das DTNs. Descobrimos que 15 dos 18 tipos diferentes de DTNs que investigamos eram endêmicos nos países com índices globais de paz considerados "baixos" ou "muito baixos" [8]. Além disso, vários países com as maiores prevalências globais de uma determinada DTN estavam totalmente envolvidos em guerras ou conflitos, o que inclui o Afeganistão (com a maior prevalência mundial de leishmaniose cutânea), a República Centro-Africana (com as maiores taxas de prevalência de tripanossomíase africana), o Mianmar (raiva) e o Sudão do Sul (com as maiores taxas de prevalência de duas DTNs: leishmaniose visceral e hanseníase) [8]. Outras nações endêmicas na lista eram aquelas que são consideradas em pós-conflito e ainda emergindo de atrocidades, incluindo Angola, Timor-Leste e Libéria [8]. Chris Beyrer, um professor na Escola de Saúde Pública Johns Hopkins Bloomberg, encontrou relações entre os conflitos e as condições predisponentes que podem promover doenças, como a insegurança alimentar e a desnutrição ou outros fatores que aumentam a suscetibilidade a doenças, e entre os conflitos e o aumento da exposição a doenças, em especial a insetos vetores que transmitem vírus ou parasitas [9].

Entre os fatores que ligam guerras e conflitos a doenças, estão alguns determinantes sociais criticamente importantes. Eles incluem a destruição das instituições de saúde e o colapso dos serviços de saúde pública (especialmente as campanhas de vacinação e de tratamento em massa), bem como as interrupções nos sistemas de segurança alimentar, controle de animais, sistemas sanitários e de tratamento da água ou programas para controle de vetores a fim de reduzir a disseminação de doenças transmitidas por insetos [8]. Além disso, os serviços governamentais relacionados a cuidados de saúde são desviados para o combate, resultando na perda das pessoas importantes necessárias para o suporte dos sistemas de saúde locais, como médicos, enfermeiros e especialistas em saúde pública. Outro fator é o dano direto ao ambiente causado pela guerra, levando ao desmatamento e à contaminação da água, do solo e dos alimentos [8]. O colapso da segurança alimentar e da água resulta em doenças diarreicas e no aumento da suscetibilidade humana devido à desnutrição. Outros contribuidores importantes para a conexão entre guerra e doença são as migrações forçadas e os deslocamentos populacionais. Tal atividade priva as populações de abrigo adequado, promovendo a desnutrição e a exposição a doenças causadas por vetores e outros agentes de transmissão de doenças [8]. Os deslocamentos ainda privam as populações do acesso aos cuidados de saúde [8]. Também existe o risco de que a movimentação de refugiados introduza novas doenças em uma região. Somando-se a esse contexto, está a violência, incluindo a violência sexual, e a exacerbação extrema da pobreza profunda, por si mesma um determinante social.

> **Fatores que ligam guerra, conflito e doença**
> - Destruição das instituições de cuidados de saúde
> - Colapso dos sistemas de saúde e dos serviços de saúde pública
> - Perda de profissionais de cuidados de saúde e de saúde pública
> - Perda de segurança alimentar e da água e do controle de animais
> - Danos ambientais
> - Deslocamentos populacionais e migrações humanas
> - Perda da capacidade governamental
> - Violência
> - Aumento da pobreza

Mudanças climáticas

Há evidências científicas avassaladoras de que a Terra está aquecendo, mais provavelmente devido à atividade humana [10]. Entre as evidências do aquecimento, estão elevações globais na temperatura média da superfície de quase 1°C desde o final do século XIX, juntamente com o aquecimento dos oceanos, a diminuição das camadas de gelo polar e da cobertura de neve, os aumentos no nível do mar, o derretimento do gelo marítimo e retrocesso glaciar, além do aumento no número de eventos climáticos extremos [10].

No Oriente Médio, várias cidades recentemente registraram temperaturas regulares recordes acima de 50°C [11] e algumas áreas logo ficarão inabitáveis como resultado da desertificação causada pelas secas e ondas de calor prolongadas [12]. As secas relacionadas a mudanças climáticas no Oriente Médio podem ter causado o deslocamento de agricultores para as cidades de Alepo e Damasco, na Síria, criando condições de aglomeração que aumentaram as inquietações políticas e civis [12]. Paralelamente, o aumento das temperaturas e as secas que esvaziaram os rios Tigre e Eufrates, no Iraque, além de outras bacias de água doce, exacerbam a intensa rivalidade e os confrontos por causa de escassos suprimentos de água [12].

A África Subsaariana, a região dentro de 15 graus ao norte ou sul do equador e que inclui as importantes regiões de conflito da RDC, do Sudão do Sul e da República Centro-Africana, também experimenta ondas de calor prolongadas e aumento das noites quentes [13]. Além disso, a região central da África verá aumentos na quantidade de chuvas, enquanto as secas se intensificarão no Sahel [13]. Por fim, a Venezuela está experimentando sua pior seca em quatro décadas, havendo escassez de água. Entre os anos de 2013 e 2016, a Venezuela experimentou uma redução de 50 a 65% no índice de chuvas, o que acabou depletando a capacidade nacional para a geração de energia hidroelétrica e produzindo períodos prolongados de apagões elétricos [14]. A redução nas reservas de água e as secas se combinam para promover a insegurança alimentar devido a uma produção reduzida de café, milho e arroz, além de reduções no tamanho dos rebanhos [14].

Uma conclusão importante é que as mudanças climáticas, através de temperaturas mais altas, secas e desertificação, provocam o aumento da insegurança de alimentos e de água nas regiões já afetadas por conflitos. As mudanças climáticas também deslocam as populações humanas para cidades cada vez mais aglomeradas, resultando em falhas nas infraestruturas municipais que deveriam fornecer acesso a saneamento e água potável. Assim, o fato de que as mudanças climáticas afetam importantes zonas de conflito pode ser mais do que apenas coincidência. Em vez disso, as próprias mudanças climáticas podem aumentar a desestabilização das economias e dos governos.

Tive a oportunidade de encontrar e conversar duas vezes com o ex-vice-presidente dos EUA Al Gore. Em ambas as ocasiões, ele apontou de forma eloquente as ligações entre mudanças climáticas e pobreza. Ela afeta de maneira desproporcional as pessoas pobres porque elas são especialmente vulneráveis à insegurança alimentar e da água, além dos eventos climáticos extremos, considerando as habitações inadequadas e o fato de que elas geralmente vivem em áreas de pouca elevação e propensas a inundações [15]. Por meio desses mecanismos, as mudanças climáticas promovem a urbanização desregulada e reforçam a pobreza e a instabilidade política. Assim, as mudanças climáticas aumentam simultaneamente o surgimento de doenças tropicais e infecciosas.

Além de operarem de maneira indireta por meio de instabilidade política e conflitos, há evidências crescentes de que as mudanças climáticas também exercem efeitos diretos que promovem o surgimento de doenças infecciosas e tropicais. A. J. Blum e eu revisamos os efeitos das mudanças climáticas sobre o aumento das infecções por helmintos (parasitas). Em geral, encontramos evidências de um quadro misto que algumas vezes resulta em efeitos conflitantes ou não intuitivos. Por exemplo, as parasitoses intestinais afetam centenas de milhões de crianças nos países pobres, e nós recentemente encontramos algumas evidências de parasitoses intestinais no Alabama [16]. A Organização Mundial da Saúde (OMS) designa essas doenças como infecções helmínticas transmitidas pelo solo, pois os seres humanos adquirem essas doenças pelo contato com o solo contaminado com ovos ou com os estágios larvais dos parasitas. Uma das mais comuns é a infecção humana por ancilóstomos. Cientistas da Escola de Higiene e Medicina Tropical de Londres descobriram que as larvas de ancilóstomos que vivem em solos africanos toleram temperaturas excessivamente altas na superfície, em torno de 40°C ou mais [16]. Assim, com o aquecimento global na África, podemos esperar que as infecções por ancilóstomos surjam como a parasitose intestinal dominante no continente africano. Assim, como o Centro de Desenvolvimento de Vacinas do Texas Children's Hospital está avançando com as pesquisas para uma nova vacina humana contra ancilóstomos por meio de ensaios clínicos, tal vacina pode encontrar a sua maior indicação na África nas próximas décadas.

Outra parasitose helmíntica dominante na África é a esquistossomose. A fêmea do esquistossomo residindo em vasos sanguíneos humanos libera ovos, os quais são eliminados na urina ou nas fezes, eclodindo na água. Os estágios larvais liberados penetram em caramujos que vivem em bacias de água doce ou próximos delas. Na África, grandes bacias de água, como os lagos Malawi e Victoria, contêm milhões de caramujos com larvas de esquistossomos. Uma situação semelhante ocorre em bacias de água doce encontradas no leste do Brasil e no Oriente Médio. A dependência dos esquistossomos em relação aos caramujos fornece potenciais ligações com as mudanças climáticas. Porém, as temperaturas mais altas resultam em efeitos conflitantes sobre a prevalência da esquistossomose humana. Por exemplo, uma das espécies de caramujo que transmite a forma intestinal e hepática da esquistossomose não consegue tolerar altas temperaturas, de modo que as mudanças climáticas e o aquecimento podem, na verdade, reduzir a prevalência dessa doença na próxima década [16]. Porém, para anular essa redução, existe a possibilidade de que algumas áreas do sul da África que são atualmente consideradas muito frias para sustentar os caramujos transmissores da esquistossomose podem acabar aquecendo. Tal efeito pode explicar o motivo pelo qual a transmissão da esquistossomose foi recentemente documentada na Córsega, na costa da França. Pela primeira vez, o sul da Europa agora abriga uma importante DTN antes restrita ao continente africano e ao Oriente Médio [17].

O aumento das temperaturas e as alterações nos padrões de chuvas também afetam os mosquitos e vários artrópodes que transmitem doenças. Temperaturas mais altas podem aumentar a taxa de proliferação do vírus nos mosquitos e o próprio desenvolvimento dos insetos [18]. Também pode haver aumento nas taxas de picadas e contato humano [18]. Com base nisso, vários grupos determinaram que as infecções virais transmitidas por mosquitos, como as infecções transmitidas por caramujos, irão aumentar na África e na Europa.

Em 2019, o Professor Simon Hay e seus colegas do Instituto de Métricas e Avaliação em Saúde da Universidade de Washington (Seattle) publicaram um modelo que estima novas tendências para a infecção humana pelo vírus da dengue, o qual é transmitido pelo mosquito *Aedes* [19]. Eles predizem que o risco global de dengue irá aumentar significativamente até 2050. Nessa data, nas Américas, a dengue terá se expandido até o sul dos Estados Unidos além de seus padrões atuais de transmissão focal no sul da Flórida e sul do Texas e alcançará ou se estenderá até as áreas centrais do México onde as maiores altitudes estavam previamente associadas a temperaturas mais baixas e inadequadas para o mosquito *Aedes* [19]. Por razões semelhantes, o norte da Argentina estará em risco. Além disso, alguns modelos predizem que a dengue se tornará uma importante ameaça de saúde pública nas grandes cidades litorâneas do Japão e do leste da China, além do interior da Austrália [20]. A África Subsaariana é especialmente vulnerável às expansões geográficas da dengue, principalmente o sul da África e as regiões ocidentais do Sahel, onde hoje só há relatos limitados ou esporádicos de casos [20]. Por outro lado, em algumas áreas a dengue pode até mesmo diminuir, pois as temperaturas maiores podem exceder os limites térmicos para a sobrevivência do mosquito *Aedes*. Essa situação pode ocorrer em partes do leste da África e na Índia, onde o aumento das temperaturas será especialmente extremo [20]. Assim, a dengue, como a esquistossomose, sofrerá uma redistribuição em sua geografia. Será interessante observar se essas mudanças na área de atuação do vírus da dengue também podem se aplicar a outros vírus transmitidos pelo *Aedes*, como os vírus Chikungunya e Zika.

A mãe de todas as doenças tropicais na África, em termos de número total de mortes e de incapacidade permanente, é atualmente a malária, e a maior parte das mortes globais por malária resultam de infecção por uma única espécie do parasita causador da doença, o *Plasmodium falciparum*. Não há um consenso claro em relação aos futuros efeitos do aquecimento global sobre a malária. Um artigo recente de Madeleine Thomson e seus colegas do Instituto Terra da Universidade de Columbia salienta as variações consideráveis de chuvas e temperaturas na África nas próximas décadas [21]. Dessa forma, a criação de modelos para predizer a forma como essas futuras variações e mudanças podem afetar o aumento ou diminuição da malária é uma tarefa altamente complexa. Entre as tendências observadas até o momento, estão reduções nas chuvas no Sahel no final do século XX, causando um "retrocesso" da malária nessa região, enquanto um retorno mais recente das chuvas na Nigéria e em outros locais poderia levar a um ressurgimento da malária no Sahel. Por outro lado, a previsão de condições climáticas mais secas e quentes para o leste africano nas próximas décadas pode produzir reduções na malária, mas alguns modelos projetam aumentos subsequentes nas chuvas e um retorno posterior da malária neste século [21]. O aumento das temperaturas na África pode acabar promovendo a malária nas regiões montanhosas do leste e sul da África, onde as atuais temperaturas mais baixas reduzem a ameaça.

Embora as tendências globais em termos de aquecimento do planeta e elevação dos níveis do mar sejam bastante evidentes e previsíveis, a forma exata como as mudanças climáticas irão afetar especificamente os padrões de doenças tropicais ainda não está clara. Em geral, temperaturas maiores indicam que as infecções tropicais, especialmente algumas infecções helmínticas transmitidas pelo solo e as doenças transmitidas por vetores insetos ou caramujos, terão sua prevalência aumentada nas regiões atualmente consideradas quentes demais para facilitar a transmissão. Tal observação parece ser especialmente o caso das regiões de grande altitude circundadas por regiões endêmicas mais baixas. Com o aquecimento, as temperaturas aumentarão nas grandes altitudes e promoverão doenças nessas regiões. Como a umidade adequada também é necessária para sustentar os vetores de doenças, a elevação das temperaturas estaria idealmente ligada ao aumento das chuvas para a promoção da transmissão de doenças. Porém, esse nem sempre é o caso, de modo que condições quentes, secas e áridas podem, na verdade, reduzir a endemicidade local de doenças.

Por fim, o surgimento ou retrocesso de doenças tropicais atribuíveis ao aquecimento e a mudanças no padrão de chuvas não é algo que acontece de forma isolada. Os programas de tratamento em massa de DTNs estão em andamento para várias infecções parasitárias, de forma que as epidemias futuras e a endemicidade para essas condições podem atingir um equilíbrio entre as doenças aumentando em regiões mais quentes e úmidas contra o retrocesso de doenças em áreas especificamente definidas como alvo para o tratamento em massa ou naquelas regiões que experimentarão condições quentes e secas. O mesmo conjunto de circunstâncias pode ser verdadeiro para a guerra contra a malária, a qual utiliza fármacos antimaláricos e mosquiteiros. Outra coisa que não sabemos é a rapidez com que podemos acelerar o desenvolvimento de novas vacinas para as doenças negligenciadas e emergentes, de maneira que o controle das doenças pode ser resumido a uma corrida entre o desenvolvimento de vacinas e os programa de vacinação de um lado contra as mudanças climáticas do outro.

Urbanização

É apenas questão de tempo até que a maioria das pessoas do planeta vivam em cidades. De acordo com a Organização das Nações Unidas (ONU), na última década superamos o ponto em que a maioria das populações humanas vive em áreas urbanas em vez de rurais, enquanto algumas novas projeções indicam que em 2050 cerca de dois terços das pessoas viverão em áreas urbanas [22]. Outras projeções sugerem que as cidades africanas e asiáticas mostrarão a maior expansão. Grande parte do crescimento urbano ocorrerá em apenas três países: China, Índia e Nigéria [22,23]. África e Ásia também mostrarão os mais rápidos declínios nas populações rurais.

A consequência mais direta da urbanização agressiva será a criação sem precedentes de novas megacidades. Há diferentes definições para o que constitui uma megacidade, mas a maioria delas se refere a metrópoles enormes com populações de mais de 10 milhões de pessoas. Na próxima década, ou até 2030, surgirão pelo menos 40 megacidades globais, e cada vez mais elas surgirão em países de renda baixa e média da África, Ásia e América Latina. Várias áreas urbanas chinesas e indianas já se enquadram como megacidades, mas cada vez mais elas serão encontradas na África. As megacidades africanas projetadas incluem Kinshasa (RDC) e Lagos (Nigéria). Em relação a essas duas cidades, algumas projeções da Fundação Gates indicam que até 2050 cerca de 40% das pessoas pobres do mundo viverão na RDC e na Nigéria [24,25]. Podemos prever que muitas dessas pessoas vivendo em extrema pobreza migrarão de áreas rurais para se aglomerar em Kinshasa e Lagos, respectivamente. Além disso, com as mudanças climáticas afetando de maneira desproporcional as pessoas pobres e aquelas de países com poucos recursos, podemos prever que as megacidades da África podem logo passar por uma crescente "ameaça tripla" causada por urbanização agressiva, pobreza extrema e mudanças climáticas.

Sem intervenções novas ou adicionais, as megacidades como Kinshasa e Lagos estão em risco máximo para sucumbir a essa ameaça tripla, já que ela sobrecarrega as infraestruturas urbanas necessárias para sustentar as populações com uma saúde adequada. Os rios e outras fontes de água doce serão contaminados por poluentes e agentes infecciosos; o sistema de saneamento entrará em colapso; e as moradias serão inadequadas e universalmente de baixa qualidade, sem esgoto, televisão ou ar-condicionado. As aglomerações serão intensas. Alguns autores argumentam que esses eventos já estão ocorrendo. A insegurança alimentar pode ficar incontrolável.

Também me preocupa que os próprios patógenos, ou os seus vetores, possam ficar cada vez mais adaptados a um ambiente urbanizado. Por exemplo, estamos vendo cada vez mais relatos de transmissão urbana e periurbana de infecções parasitárias, incluindo infecções helmínticas transmitidas pelo solo e esquistossomose [22]. O que ainda não está claro é se os estágios em desenvolvimento dessas parasitoses, tipicamente ovos e larvas, de alguma forma evoluíram para se adaptar melhor à vida urbana. Também existe uma infecção parasitária encontrada nos EUA e que parece ter se adaptado aos ambientes urbanos. Os vermes da *Toxocara* vivem nos intestinos de cães e gatos de rua que andam por áreas urbanas degradadas. Os ovos do parasita *Toxocara* contaminam o solo onde as crianças brincam, de modo que uma alta porcentagem das crianças que vivem em favelas urbanas estão sob risco de se infectar. Quando as crianças acidentalmente ingerem ovos de *Toxocara*, os vermes imaturos ou larvários recém-liberados migram até os pulmões ou cérebro causando uma doença que lembra a asma, no caso das migrações pulmonares, ou deficiências cognitivas e do desenvolvimento resultantes da migração para o sistema nervoso central [23,26]. Descrevi a maneira como a toxocaríase pode representar uma causa importante para o hiato de desenvolvimento observado em crianças de áreas com desvantagem socioeconômica [23,26]. A toxocaríase também é amplamente prevalente no Brasil e em outros lugares da América do Sul.

Uma questão importante e ainda sem resposta é se a transmissão urbana é antiga ou nova. Conforme sugerido pelo termo "negligenciadas", as DTNs não foram estudadas intensamente, de modo que a literatura biomédica sobre essas doenças não é extensa. Uma hipótese interessante, mas ainda não comprovada, se baseia na adaptação do parasita a uma população humana cada vez mais urbanizada. À medida que as pessoas se mudam para as cidades, especialmente aquelas quentes, aglomeradas, com danos ambientais e empobrecidas da África, Ásia e América Latina, será que os patógenos estão evoluindo para se adaptar às novas circunstâncias? Os parasitas poderiam se ajustar à transmissão em ambientes urbanos, da mesma forma que seus hospedeiros humanos? Isso poderia representar um novo modelo importante.

Também prevejo que várias infecções bacterianas graves surgirão quando as cidades superarem a sua capacidade de fornecer água potável e saneamento adequado. Duas dessas infecções que são mais graves em termos das elevadas taxas de fatalidade são a febre tifoide e o cólera. Essas doenças também costumam surgir nas situações de conflito e instabilidade política do século XXI. A boa notícia é que existem vacinas seguras e efetivas para essas doenças, embora o acesso geral a elas ainda seja baixo. A leptospirose é outra infecção bacteriana comum em alguns ambientes urbanos, especialmente em áreas de ampla degradação ambiental. As leptospiras são patógenos bacterianos incomuns, mas frequentemente negligenciados que sobrevivem nos rins de ratos e cães urbanos, infectando os seres humanos através de seu contato com a água contaminada pela urina do animal. Dois dos principais especialistas em leptospirose são os Drs. Albert Ko e Joseph

Vinetz da Universidade de Yale, os quais estudaram extensamente a doença em favelas urbanas de cidades da América Latina. A doença pode causar febre e uma doença potencialmente fatal conhecida como doença de Weil, caracterizada por febre alta e icterícia (amarelamento da pele resultante de dano hepático). As áreas urbanas da África atualmente relatam casos de leptospirose, de modo que é esperado que essa doença fique mais proeminente em Lagos, Kinshasa e outras megacidades com poucos recursos. A raiva canina é outra infecção grave transmitida por cães (nesse caso, um vírus) e que está associada a uma alta taxa de fatalidade; trata-se de outra doença que deve surgir nas megacidades.

Considero que o mosquito urbano *Aedes aegypti* se tornará um vetor dominante nas megacidades do futuro localizadas em ambientes tropicais e subtropicais. Entre as doenças transmitidas por ele, estão as infecções pelos vírus da dengue, febre amarela, Chikungunya e Zika. Já vimos como a infecção pelos vírus Chikungunya e Zika rapidamente se espalharam por áreas urbanas das Américas desde 2013, com a epidemia de Zika em 2016 culminando em altas taxas de defeitos congênitos, especialmente microcefalia, nas cidades da América Latina como Recife, no nordeste do Brasil. Devemos prever que epidemias explosivas de doenças causadas por vírus transmitidos pelo *Aedes aegypti* se tornem comuns no planeta Terra urbanizado. Meu ex-colega de Yale, Dr. Mark Wilson, e seus colaboradores ainda observam como a malária em algumas situações pode estar se transformando "de uma doença rural para uma doença urbana" [27]. Refugiados estão fugindo de áreas rurais de conflitos e enchendo as cidades. À medida que isso continua ocorrendo, a malária pode mudar seus padrões de transmissão de rurais para urbanos. Em alguns casos, esse processo pode envolver uma mudança de uma espécie de mosquito *Anopheles* adaptado ao ambiente rural para outra mais adaptada às cidades. No futuro, pesquisaremos evidências de adaptação urbana dos mosquitos *Anopheles* que transmitem a malária.

Além dos vírus transmitidos por mosquitos, haverá um aumento nas infecções respiratórias virais. A Covid-19, causada pelo coronavírus da síndrome respiratória aguda grave 2 (SARS-CoV-2), é uma infecção viral altamente transmissível que se espalha rapidamente em áreas densamente urbanizadas. Vimos como a epidemia rapidamente se acelerou em Wuhan e em outras cidades da China antes de passar a outros centros urbanos da Ásia, Europa e América do Norte. O fato de que a Covid-19 causou uma epidemia devastadora na região central do Queens na cidade de Nova Iorque não é uma coincidência. As vizinhanças interconectadas ao Queens, como Jackson Heights, Elmhurst, Corona e outras, estão cheias de trabalhadores imigrantes que vivem uma rotina animada pelas ruas do bairro, mas essa área densamente populosa acabou se tornando o epicentro da Covid-19 nos Estados Unidos. Muitos de nós agora podemos prever que a Covid-19 poderia causar grandes epidemias nas novas megacidades da Ásia, África e América Latina.

Junto com o aumento de DTNs e infecções de áreas urbanizadas, também devemos esperar que o diabetes, as doenças cardíacas e o câncer simultaneamente se tornem doenças crônicas não contagiosas nas megacidades com poucos recursos, particularmente em áreas urbanas onde a insegurança alimentar, as dietas insuficientes e o tabagismo disseminado são significativos. Priyanka Mehta e eu observamos como estamos atualmente vendo uma confluência de epidemias de DTNs e de doenças não contagiosas, com algumas pessoas mostrando sinais dessas duas condições simultaneamente. Por exemplo, na Índia, as pessoas que costumam ficar mais doentes em função da dengue são aquelas com diabetes e hipertensão subjacentes [28]. O mesmo ocorre no Texas em relação a pessoas infectadas pela tuberculose. Estamos atualmente vendo uma situação semelhante durante a epidemia de Covid-19 nos Estados Unidos, onde as disparidades de saúde entre as populações de afro-americanos, hispânicos e nativo-americanos, as quais sofrem mais de diabetes, hipertensão e obesidade, estão associadas a casos mais graves da doença. Exatamente como ou por que as DTNs e as doenças não contagiosas se combinam para produzir doença grave ainda é uma questão de saúde importante e, em grande medida, não investigada. Contudo, no novo mundo das megacidades, imagino que começaremos a ver muitos outros exemplos de comorbidades. Essa é também uma questão importante para futuros estudos e para um novo paradigma das doenças.

Mudanças na pobreza

Guerras e conflitos, urbanização e mudanças climáticas estão entre os principais fatores que levam ao surgimento ou ressurgimento de doenças infecciosas tropicais, mas a pobreza ainda é o principal de todos os determinantes. As DTNs se proliferam em situações de extrema pobreza e, simultaneamente, reforçam a pobreza através de vários mecanismos. Um desses mecanismos é deixar os adultos doentes demais para trabalharem de forma efetiva e sustentarem a família, enquanto, nas crianças, as DTNs prejudicam seu desenvolvimento intelectual e cognitivo [29,30]. Algumas das DTNs mais altamente prevalentes e disseminadas também afetam de maneira desproporcional as meninas e mulheres ou ocorrem comumente na gestação, aumentando o risco de morte ou lesão grave para a mãe e muitas vezes causando prematuridade ou reduzindo a sobrevivência neonatal [31,32].

Por todas essas razões, as intervenções que tratam ou previnem as doenças negligenciadas podem se tornar potentes e inovadoras medidas antipobreza [29]. Os Objetivos de Desenvolvimento do Milênio (ODMs) abrangeram por completo essas medidas, e elas foram efetivas. O Banco Mundial estima que atualmente o número de pessoas que vivem em extrema pobreza diminuiu de cerca de 25% da população mundial (1,5 bilhão de pessoas) para menos de 10% (menos de 700 milhões) [33]. Essas reduções na pobreza também coincidiram com diminuições significativas nas doenças relacionadas à pobreza [34], embora sejam necessários mais estudos para determinar a extensão em que a pobreza diminuiu por causa dessas reduções na carga de doença.

Com melhoras globais no desenvolvimento econômico, as regiões geográficas das doenças negligenciadas relacionadas à pobreza irão encolher e se concentrar nas áreas remanescentes onde as pessoas pobres se concentram. Embora as projeções da Fundação Gates indiquem que, até 2050, 40% da população mundial empobrecida estará vivendo na Nigéria e na RDC, até agora e para a próxima década observei uma tendência bem diferente: as DTNs e outras doenças negligenciadas relacionadas à pobreza são atualmente mais globais. Com base na análise dos dados liberados pela OMS e pelo Estudo de Carga Global das Doenças, acredito que atualmente a maior parte das doenças relacionadas à pobreza, incluindo as DTNs, ocorrem nas nações do G20, em conjunto com a Nigéria [35].

As 19 maiores economias nacionais, juntamente com a União Europeia, formam o G20. Atualmente, os EUA têm a maior economia, com um produto interno bruto (PIB) de mais de 20 trilhões de dólares, sendo seguidos de perto pela União Europeia e pela China e, depois, por Japão e Índia. O próprio G20 é uma criação relativamente recente, o qual nasceu da necessidade gerada por crises financeiras. Ele começou em 1999 para promover a cooperação internacional logo após a crise financeira asiática e teve o seu primeiro encontro realizado durante a Grande Recessão iniciada em 2008 ou no final de 2007 [35]. Juntos, o G20 e a Nigéria são responsáveis por mais de 90% do PIB ou economia global. Por que esperaríamos que essas nações hospedassem grandes populações com DTNs e outras doenças negligenciadas relacionadas à pobreza? Descobri que algumas das maiores nações do G20 abrigam simultaneamente enormes riquezas e uma profunda pobreza [35]. As DTNs prosperam em bolsões de pobreza encontrados em todos os países do G20. Na verdade, as nações do G20 e a Nigéria são responsáveis pela maioria das pessoas infectadas no mundo todo por DTNs como infecções helmínticas, leishmaniose, doença de Chagas, dengue e hanseníase, além das "três grandes doenças": vírus da imunodeficiência humana (HIV)/Aids, malária e tuberculose. Me referi ao conceito de doenças relacionadas à pobreza em nações ricas como "saúde *blue marble**" para

---

*N. de T. O termo *blue marble*, que significa "berlinde azul" ou "mármore azul", é uma referência à famosa imagem do planeta Terra obtida por uma missão espacial em 1972, além de ser uma referência à desigualdade social representada por áreas de pobreza em meio a nações ricas.

diferenciá-la das normas de saúde global. Enquanto a saúde global se concentra muito na assistência além-mar que os países ricos prestam às nações mais pobres e devastadas do mundo, a saúde *blue marble* reconhece o caráter disseminado das DTNs entre as pessoas pobres que vivem nos países ricos, um grupo algumas vezes chamado de "os mais pobres entre os ricos" [36]. Em termos de saúde pública, a saúde *blue marble* reconhece que, se os líderes das nações do G20 redobrassem a atenção com as populações mais pobres e vulneráveis dentro de suas fronteiras, poderíamos obter reduções gigantes nas taxas de prevalência e incidência das DTNs. Muitas dessas nações, como Brasil, México e Arábia Saudita, também apresentam um enorme potencial para a inovação, e trabalhamos nesses locais para o desenvolvimento conjunto de vacinas antipobreza.

Para usar um exemplo do Hemisfério Ocidental, as três maiores economias da América Latina – Argentina, Brasil e México (todas elas do G20) – hospedam a maioria esmagadora dos casos globais de doença de Chagas, uma doença parasitária da pobreza extrema que causa uma doença cardíaca incapacitante ou fatal e que é transmitida pelo inseto "barbeiro" que infesta habitações de má qualidade. Mais de 90% das pessoas com doença de Chagas na Argentina, Brasil e México não têm acesso ao diagnóstico e tratamento para a condição. Nos EUA, estimo que pelo menos 12 milhões de pessoas sofram de ao menos uma DTN [35].

Outro ponto importante em relação às DTNs em nações ricas nas Américas é que elas não são distribuídas de forma homogênea. Na Argentina, DTNs como a doença de Chagas, a leishmaniose e as infecções helmínticas proliferam principalmente na parte norte do país, especialmente na região de Gran Chaco, onde há altas taxas de pobreza rural. Da mesma forma, a pobreza e a doença no Brasil se concentram nos estados da região nordeste e em cidades como Recife e Salvador, onde a infecção pelo vírus Zika e a microcefalia surgiram pela primeira vez, mas onde também ocorrem a doença de Chagas, a leishmaniose, a esquistossomose, a filariose linfática e outras infecções helmínticas. O sul do México hospeda a maior concentração de doença de Chagas, leishmaniose e infecções helmínticas. A pobreza e as doenças geralmente se concentram em regiões específicas de cada uma das nações do G20.

Fora das Américas, na China, a surpreendente prosperidade econômica das últimas décadas nas províncias do leste chinês significou reduções substanciais em doenças, especialmente em cidades importantes como Pequim e Shanghai. Porém, a pobreza extrema e as doenças permanecem disseminadas em províncias do oeste chinês como Guizhou, Sichuan e Yunnan. Em contrapartida, a Europa Oriental tem um nível significativo de doenças parasitárias e outras doenças negligenciadas geralmente não encontradas nos países mais prósperos da parte ocidental. No território norte da Austrália, as DTNs afetam as populações aborígenes. As doenças incluem escabiose e superinfecções bacterianas secundárias como impetigo, tracoma e estrongiloidíase. Da mesma forma, no norte do Canadá, as populações indígenas do Ártico sofrem de triquinelose, toxoplasmose e outras infecções zoonóticas negligenciadas, que são transmitidas por animais. Até agora, a pandemia de Covid-19 tem afetado de maneira desproporcional as nações do G20, lideradas por China, EUA e as nações europeias.

Em muitos casos, as nações do G20 e seus líderes assumiram seus casos de DTNs e trabalharam para eliminá-los dentro de suas fronteiras. Por exemplo, o Japão e a Coreia do Sul sofreram terríveis privações e pobreza extrema logo após a Segunda Guerra Mundial e a Guerra da Coreia, respectivamente. No Japão, tanto as infecções helmínticas transmitidas pelo solo como a esquistossomose eram disseminadas, enquanto as infecções helmínticas transmitidas pelo solo eram altamente prevalentes na Coreia do Norte e na Coreia do Sul. Por meio de uma combinação de desenvolvimento econômico significativo e de programas de desverminação em massa, o Japão e a Coreia do Sul eliminaram a maior parte de suas DTNs. Por outro lado, essas doenças ainda são endêmicas na Coreia do Norte, como exemplificado por um relato recente de vermes do tipo *Ascaris* recuperados de um desertor norte--coreano que sofreu ferimentos por arma de fogo ao tentar escapar e cruzar a fronteira com a Coreia do Sul. Além disso, o Japão e a Coreia do Sul recentemente criaram fundos de tecnologia e a infraestrutura para o desenvolvimento de novos fármacos, diagnósticos e vacinas para doenças negligenciadas, incluindo o Fundo para Tecnologias Inovadoras em Saúde Global do Japão e o Fundo de Investimento de Pesquisa em Tecnologias de Saúde Global da Coreia do Sul. Porém, a maior parte das outras nações do G20 permitem a pobreza e as DTNs, e seus governantes até o momento não apoiam o desenvolvimento de novas tecnologias contra doenças negligenciadas em escala substancial. Isso inclui várias nações com capacidade técnica para desenvolver e distribuir armas nucleares [37].

Nacionalismo

O conceito de doenças dos pobres no G20 está relacionado a tendências ligadas ao nacionalismo. O estabelecimento dos ODMs criou um modelo para o desenvolvimento em outros países de assistência para um acesso sem precedentes a vacinas e medicamentos essenciais para HIV/Aids, tuberculose, malária e DTNs. Porém, essa tendência ao globalismo pode estar mudando. A eleição do Presidente Trump em 2016 e sua campanha "Make America Great Again" pode sinalizar o início de um novo período de nacionalismo marcado por conservadorismo, mudanças na política externa, militarismo e protecionismo econômico [38]. O mesmo pode ser dito da Inglaterra pós-Brexit e de várias nações europeias, como Itália e Hungria, ou do Brasil na América do Sul e da China e Indonésia na Ásia. Essas tendências nacionalistas criam desafios para os líderes do G20 no fornecimento de assistência à saúde [38]. O modelo dos "mais pobres entre os ricos" poderia oferecer mecanismos para que os nacionalistas apoiassem os tratamentos ou a pesquisa e desenvolvimento para as DTNs e outras doenças negligenciadas relacionadas à saúde. As DTNs disseminadas atualmente representam obstáculos importantes para o desenvolvimento econômico e a prosperidade das nações do G20. Hoje, um dos mecanismos mais custo-efetivos para acelerar as economias de quase todas as nações do G20 seria a redução da carga de doenças causada por DTNs e doenças relacionadas. Mesmo os regimes nacionalistas deveriam ver os benefícios do tratamento e prevenção das DTNs ou do investimento em tecnologias antipobreza.

5
Os campos de extermínio no Oriente Médio

Lembro com carinho de meu período como enviado científico dos Estados Unidos (EUA) para o Oriente Médio e norte da África. Para mim, esse foi o ápice de décadas de trabalho no desenvolvimento de vacinas para doenças negligenciadas ligadas à pobreza, juntamente com meu interesse mais amplo em políticas científicas e na participação do público (especialmente em relação a vacinas e doenças tropicais negligenciadas [DTNs]). Também escrevi artigos sobre a importância histórica da diplomacia das vacinas e me envolvi profundamente no desenvolvimento de nossa vacina humana contra anciclóstomos em conjunto com cientistas brasileiros. Mais recentemente, estamos trabalhando para desenvolver nossa vacina contra a doença de Chagas com um consórcio de instituições mexicanas e, atualmente, em uma nova vacina contra a Covid-19 em parceria com a Índia.

Porém, até ser apontado como enviado científico, eu não havia tido a oportunidade de buscar a diplomacia das vacinas como Albert Sabin ou D. A. Henderson fizeram com os soviéticos durante as décadas de 1950 e 1960. Para mim, trabalhar com o problema da ciência e desenvolvimento das vacinas nas regiões de conflito no Oriente Médio ou norte da África em plena época da ocupação pelo Estado Islâmico realmente representou um equivalente do século XXI.

Fiquei animado com a possibilidade de conduzir a diplomacia das vacinas no Oriente Médio e norte da África. Porém, ao mesmo tempo, reconhecia os perigos bastante reais de estar nessa parte do mundo em

2015. Todos os três principais países que visitei e trabalhei – Tunísia, Marrocos e Arábia Saudita – ou tinham sofrido um ataque terrorista recente significativo ou sofreram ataques terroristas durante os meus 2 anos como enviado. Na Tunísia, em 2015, houve um tiroteio em massa em um *resort* turístico praiano que matou 30 cidadãos britânicos. Isso ocorreu poucos meses após outro tiroteio em massa no Museu Nacional do Bardo em Tunes. Esses ataques foram perpetrados pelo Estado Islâmico ou pela al-Qaeda. Além disso, Marrocos sofreu um grave ataque a bomba executado pela al-Qaeda em Marrakesh em 2011, e relatos da imprensa afirmavam que células do Estado Islâmico compostas por marroquinos estavam operando na Líbia em 2016. Em 2015, a Arábia Saudita sofreu vários ataques terroristas na região de minoria xiita do leste, mas também havia preocupações sobre o Estado Islâmico ou a al-Qaeda estarem tentando atingir membros da família real ou trabalhando para desestabilizar o governo local.

Embora eu tenha sido designado como enviado científico dos EUA, eu não viajei com passaporte diplomático nem com seguranças, de modo que, sob alguns aspectos, eu era um alvo fácil. Porém, eu geralmente estava acompanhado por alguém do Departamento de Estado dos EUA (em geral era o Dr. Bruce Ruscio, o qual se tornou um bom amigo e colega) ou por algum membro da equipe da embaixada dos EUA. Lembro de um oficial sênior da embaixada na Arábia Saudita certa vez me explicar que a poderosa fortificação do prédio (e a guarda especial da marinha) o tornava em grande medida imune a um ataque convencional. Ele deu de ombros quando expliquei que estava hospedado em um hotel fora da área diplomática. Assim, por mais que tenha gostado de servir como enviado científico dos EUA para essa região, eu fiquei secretamente aliviado quando meu voo de volta iniciou a decolagem.

Rivalidades entre sunitas e xiitas

A volatilidade no Oriente Médio tem várias origens. Alguns problemas surgiram nos anos que se seguiram à Primeira Guerra Mundial após o colapso do Império Otomano, quando as forças europeias redesenharam as fronteiras nacionais para se adequar a seus interesses colonialistas em vez de refletir as diferenças tribais e étnicas da região. Então, começando com a revolução iraniana em 1979, o Oriente Médio foi desestabilizado devido a uma série de conflitos entre Irã e Iraque ou de conflitos substitutos entre Irã e Arábia Saudita. Alguns acadêmicos do Oriente Médio consideram as rivalidades entre a minoria muçulmana xiita concentrada no Irã e a maioria muçulmana sunita baseada na Arábia Saudita como o maior gerador de tensões na região [1]. O cientista político Vali Nasr da Universidade Johns Hopkins designa as guerras na Síria, no Iraque, no Iêmen e em outros locais na região como uma "rivalidade iraniano-saudita por procuração" [1].

Em 2014, a organização sunita Estado Islâmico do Iraque e do Levante, também conhecida como Estado Islâmico do Iraque e da Síria, ou, simplesmente, Estado Islâmico (ou, ainda, seu acrônimo em árabe), capturou a atenção global quando conquistou vastos territórios ao derrubar as forças de governo no Iraque e declarar-se um califado. Durante os 5 anos seguintes, o Estado Islâmico conduziu execuções públicas e praticou violência sexual, atrocidades e abusos de direitos humanos em uma escala que não era vista desde a Segunda Guerra Mundial. No seu auge, o Estado Islâmico ostentava um exército de dezenas de milhares de combatentes, ao mesmo tempo em que gerava muito lucro a partir das reservas de petróleo capturadas no Iraque e em outros locais. Ele também operava por meio de afiliados em pelo menos uma dúzia de países no Oriente Médio e norte da África.

Por fim, em 2019, por meio de uma combinação de ataques aéreos de uma coalizão liderada pelos EUA e chamada de *"Operation Inherent Resolve"*, o Estado Islâmico perdeu quase todo o território de seu califado no Iraque e na Síria. Contudo, durante os 5 anos de seu reinado de terror, milhares de pessoas foram mortas, feridas ou escravizadas. O colapso dos sistemas de saúde e do controle da saúde pública durante esse período também fez surgir doenças e epidemias na Síria e no Iraque. Além disso, as subsequentes migrações humanas promoveram a disseminação de doenças nos países vizinhos, como a Jordânia, o Líbano, a Líbia e a Turquia, além de outros.

Além dos ferimentos de guerra e do trauma psicológico resultante da ocupação pelo Estado Islâmico [2], o maior impacto foi um ressurgimento de doenças infecciosas, que incluem complicações infecciosas de ferimentos de guerra, como infecções ósseas (osteomielite), geralmente causadas por bactérias resistentes aos antibióticos [3] e tuberculose [4]. Além disso, como animais são transportados pelas fronteiras internacionais, estamos vendo um ressurgimento da raiva e de doenças transmitidas de animais para seres humanos, também chamadas de zoonoses [5]. Lamentavelmente, a ocupação do Estado Islâmico interrompeu as vacinações, resultando em um retorno de doenças preveníveis com vacinas, incluindo hepatite A, poliomielite, sarampo e outras [6-8]. Essas doenças têm sido difíceis de conter devido às dificuldades para organizar e implementar campanhas de atualização da vacinação.

Um dos maiores e mais notáveis aumentos de uma infecção por causa do caos e colapso de países na Península Arábica foi a doença parasitária denominada leishmaniose cutânea. Conhecida como "furúnculo de Bagdá", "mal de Alepo" ou "úlcera de um ano", a leishmaniose cutânea é uma infecção parasitária da pele e tecido subjacente causada por várias espécies de um parasita protozoário unicelular do gênero *Leishmania*. A doença é transmitida pela picada de pequenos mosquitos-palha hematófagos que atualmente proliferam no lixo e dejetos não coletados em grandes áreas urbanas das zonas de conflito e campos de extermínio do Estado Islâmico. O mosquito inocula o parasita *Leishmania* no local de sua picada, onde eles se multiplicam para produzir uma úlcera grande e geralmente desfigurante. O colapso profundo dos sistemas de saúde da Síria e do Iraque foi acompanhado por um aumento quase tão profundo no número de casos de leishmaniose cutânea: um aumento de cerca de 10 vezes na Síria, gerando mais de 200 mil casos anualmente, com outros 100 mil casos anualmente no Iraque [9]. O Afeganistão também sofreu com as altas taxas de leishmaniose cutânea.

A leishmaniose cutânea não costuma ser uma doença disseminada ou fatal, ficando geralmente limitada a uma grande úlcera de pele. Ela cicatriza sozinha após semanas ou meses, mas geralmente apenas após deixar uma cicatriz permanente. Quando a cicatriz ocorre na face, isso costuma ser um problema para toda a vida. Os efeitos psicológicos resultantes do estigma social ligado às cicatrizes faciais podem ser devastadores, especialmente para meninas e mulheres. Em colaboração com colegas da Escola de Medicina Tropical de Liverpool, da Organização Mundial da Saúde (OMS) e do Ministério da Saúde da Arábia Saudita, vários colegas e eu realizamos estudos para analisar mais atentamente as complicações de longo prazo dessa doença [10,11]. Entre os achados mais interessantes, está o fato de que os esforços atuais para medir o impacto na saúde pública e a carga de doença da leishmaniose cutânea em grande medida ignoram os efeitos das cicatrizes permanentes. Assim, as estimativas da carga de doença deixam de considerar todos os anos vividos com a incapacidade causada pela doença. Por exemplo, as estimativas registradas do número de casos anuais são colocadas entre 2 e 4 milhões, mas descobrimos que até 40 milhões de pessoas podem estar atualmente convivendo com os efeitos crônicos da doença, principalmente no Oriente Médio e na Ásia Central, mas também no sul da Ásia, África e América Latina [10]. Outro achado interessante é a alta taxa de morbidade psicológica, variando desde algum nível de desconforto até a depressão clínica completa [11]. Nossas estimativas indicam que 70% das pessoas com leishmaniose cutânea sofrem de efeitos psicológicos graves [11].

Outro fator importante é o impacto da crise de refugiados da Síria e do Iraque na disseminação de leishmaniose cutânea pelo Oriente Médio. Cerca de metade da população síria de 20 milhões de pessoas sofreu deslocamentos internos ou teve de deixar o país, indo para o Egito, a Jordânia, o Líbano ou a Turquia. A consequência dessa migração em massa é a potencial disseminação da leishmaniose cutânea para esses países, onde os mosquitos-palha são abundantes [12]. Por exemplo, a crise de refugiados da Síria gerou um novo surto de leishmaniose cutânea no Líbano [13].

O colapso do Iêmen

A situação de doença e conflito pode ser ainda pior no Iêmen. Nos tempos modernos, o Iêmen figurava entre os países mais pobres fora da África Subsaariana e como a nação mais pobre do Oriente Médio. Mais de um terço de sua população vive na pobreza, enquanto cerca de metade da população está sob risco de insegurança alimentar e desnutrição [14]. Muitas dessas privações são a consequência de instabilidade política e conflitos internos que pioraram em 2010 e culminaram em uma guerra declarada em 2015 entre o movimento rebelde armado da tribo Houthi e o governo do Iêmen liderado por Abdrabbuh Mansur Hadi. Tanto o Estado Islâmico como a al-Qaeda operam no Iêmen, complicando ainda mais o conflito. O que também aumenta as tensões e o conflito é o suporte militar e tático de amargos rivais – Arábia Saudita e Irã –, cada um deles apoiando lados opostos. Ataques aéreos liderados pelos sauditas foram particularmente destrutivos em termos de vidas humanas perdidas e de colapso das infraestruturas do sistema de saúde.

O número de mortes de civis no conflito do Iêmen tem sido devastador. As estimativas oficiais indicam que ocorreram 8.757 mortes entre civis desde março de 2015, quando começou a guerra mais recente, até o final de 2018, com mais de 50 mil pessoas feridas nesse período [15]. Além disso, mais de 3 milhões de pessoas foram deslocadas, os sistemas de saúde e agricultura entraram em colapso e mais de metade da população (pelo menos 16 milhões de pessoas de uma população de 30 milhões) atualmente não têm acesso a serviços sanitários básicos e água potável [15].

Os resultados da escassez de água potável e de alimentos são imprevisíveis. A fome está atualmente disseminada, afetando de maneira profunda o crescimento infantil como consequência da desnutrição prolongada [14]. Para piorar o nível agudo de desnutrição infantil, há doenças diarreicas disseminadas, incluindo o cólera [15,16]. De acordo com alguns relatos, o Iêmen está agora experimentando uma das maiores epidemias de cólera da "história documentada" [15,16]. Houve mais de 1 milhão de casos desde o último trimestre de 2016, com mais de 2 mil mortes [15]. Cerca de metade dos casos de cólera no Iêmen ocorreram em crianças, muitas das quais já estavam afetadas e enfraquecidas pela desnutrição crônica [15,16].

Outro problema que piora a questão das epidemias de cólera do Iêmen é a observação de que os estoques de uma vacina oral contra a cólera, a qual poderia ter evitado muitas mortes, não foram distribuídos nessa epidemia até 16 meses após o seu início [16]. Em 2010, Matthew Waldor, da Universidade de Harvard, John Clemens (que atualmente lidera um centro internacional de combate a doenças diarreicas em Bangladesh) e eu sugerimos que o governo dos EUA começasse a armazenar a vacina do cólera para encurtar o tempo para a sua distribuição após surtos em larga escala [17]. Em vez disso, em 2013, a OMS realizou o armazenamento de 2 milhões de doses da vacina oral contra o cólera por meio de financiamento da Gavi, a Aliança das Vacinas, de modo que o acesso à vacina tem atualmente um papel vital no combate à epidemia no Iêmen [18]. Alguns especialistas acreditam que os padrões climáticos relacionados a estações secas e úmidas no Iêmen também podem exercer efeitos importantes para ajudar a promover as epidemias de cólera nesse país [15].

Os 4 anos do conflito no Iêmen produziram uma situação desastrosa em relação a doenças, tão ruim quanto ou até pior que nas áreas ocupadas pelo Estado Islâmico na Síria e no Iraque [19]. Houve apelos internacionais para que a Arábia Saudita cessasse os ataques aéreos e iniciasse negociações de paz, possivelmente com o Irã, mas, até o momento, esse desastre humanitário continua sem solução. Porém, há alguns novos relatos de que a pandemia de Covid-19 pode ter a consequência não intencional de ajudar a obter um cessar-fogo temporário. Sem dúvida, tal situação reflete em parte a devastação da Covid-19 na população do Irã – atualmente uma das 10 nações mais atingidas em termos de casos confirmados – bem como na da Arábia Saudita.

O número total de mortos resultante do conflito ainda não é conhecido, mas, conforme a organização Salve as Crianças, até 85 mil crianças com menos de 5 anos de idade podem ter morrido entre o início do conflito em 2015 e o seu final em 2018, como consequência direta da guerra, da fome e inanição e de doenças [19].

Haje e Umra

Além das guerras na Síria, no Iraque e no Iêmen, outra potente força está promovendo as doenças infecciosas na Península Arábica. Anualmente, o Haje leva 2 a 3 milhões de peregrinos de todo o mundo muçulmano até a cidade sagrada de Meca, enquanto a Umra representa uma peregrinação semelhante conduzida em diferentes momentos do ano, mas atingindo um pico durante o mês de jejum do Ramadã. O maior número de peregrinos muçulmanos vem de alguns dos países globalmente mais endêmicos para as DTNs. Todos os anos, se deslocam mais de 100 mil imigrantes de cada país de um grupo que inclui Indonésia, Paquistão, Índia e Bangladesh, e quase o mesmo número da Nigéria e do Egito [20]. Atualmente, a maioria dos peregrinos muçulmanos transita pelo aeroporto de Jidá a caminho de Meca.

Viajei por Jidá perto da época em que a Arábia Saudita estava se preparando para o Haje. Os sauditas prepararam uma enorme estrutura de fibra de vidro e tecido que funciona como terminal para o Haje, lembrando uma cidade de tendas em estilo *New Age*. O seu *design* é impressionante, particularmente devido à sua capacidade de refletir o sol quente e fornecer algum grau de resfriamento e sombra para os visitantes. Ao mesmo tempo, o terminal do Haje cria um enorme caldeirão por onde circulam doenças infecciosas, sendo comum haver graves epidemias de infecções respiratórias virais e bacterianas. De forma apropriada, os visitantes do Haje e da Umra devem fornecer um certificado atestando o seu estado vacinal para a doença meningocócica. Os sauditas também recomendam vacinações contra a influenza e certificado de vacinação contra a poliomielite, dependendo do país de origem.

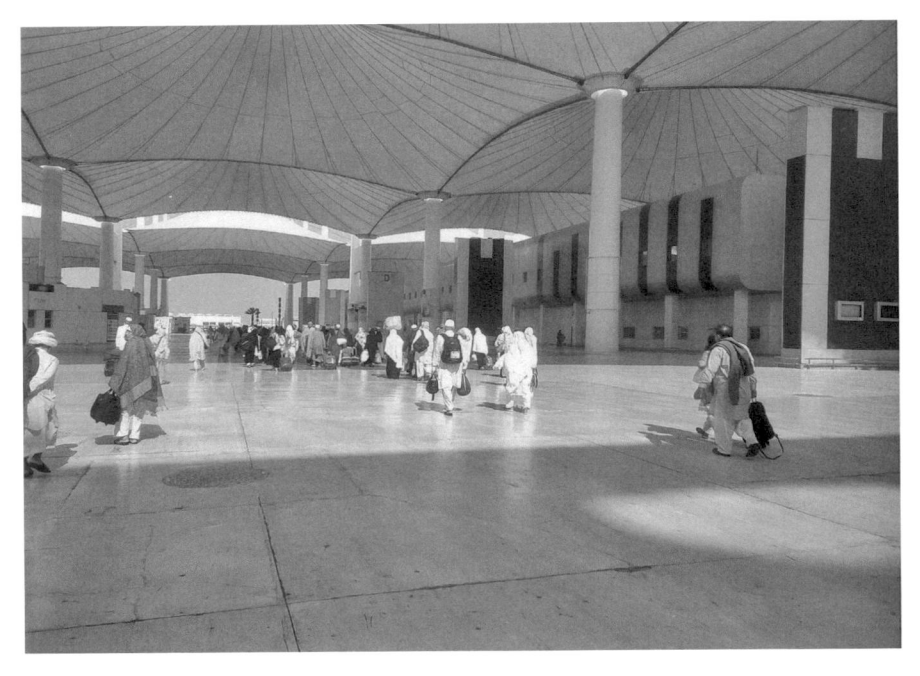

Terminal do Haje no Aeroporto Internacional
Rei Abdulaziz em Jidá, na Arábia Saudita.
Fotografia de Wikimedia Commons usuário
Shah134pk, https://creativecommons.org/licenses/
by-sa/4.0/deed.en.

Outra preocupação é de que muitas das nações da Organização para a Cooperação Islâmica são endêmicas para a dengue e outras infecções virais transmitidas por mosquitos, de modo que o Haje e a Umra podem facilitar a introdução das doenças na Arábia Saudita com a possível subsequente disseminação pelo Oriente Médio. O mosquito *Aedes aegypti* é um inseto urbano que se estabeleceu na parte oeste da Península Arábica, incluindo as cidades e os arredores de Meca e Jidá. Esse mosquito consegue transmitir dengue, Zika, Chikungunya, febre amarela e encefalite japonesa. Existe o risco de que, se um ou mais desses vírus transmitidos por mosquitos forem introduzidos pelo Haje ou pela Umra, eles sejam incorporados pelos mosquitos *Aedes* locais. A dengue foi introduzida através de Jidá na Arábia Saudita em 1994 e depois novamente em 1997 [20]. É por essa razão que o governo saudita exige prova de vacinação contra a febre amarela dos visitantes de nações onde ela ainda é endêmica. A malária também pode ser introduzida pelo Haje ou pela Umra, da mesma forma que vírus transmitidos por carrapatos, como a febre hemorrágica da Crimeia-Congo, surtos de cólera e possivelmente outras doenças [20]. Paralelamente, como as mudanças climáticas afetam de maneira desproporcional o Oriente Médio, esses efeitos se combinam para promover a sobrevivência de mosquitos e outros insetos vetores, com aumento na disseminação da dengue e de outras doenças transmitidas por vetores [21].

Sul da Europa

Poderiam as doenças que estão surgindo agora no Oriente Médio e norte da África também se espalhar pela Europa? O sul da Europa sofre atualmente com aumentos agudos em doenças transmitidas por vetores ou por caramujos [22]. A malária voltou a aparecer na Grécia e na Itália décadas após a sua eliminação, enquanto infecções por arbovírus como o vírus do Nilo Ocidental, o Chikungunya e o vírus da dengue também surgiram na Itália, Espanha e Portugal. A esquistossomose, uma infecção parasitária transmitida por caramujos, foi detectada pela primeira vez na ilha da Córsega, o local de nascimento de Napoleão Bonaparte na costa da França. Ainda não sabemos se os movimentos de refugiados que cruzam o Mediterrâneo a partir do norte da África poderiam ser responsáveis por algumas dessas doenças ou se as temperaturas mais quentes no sul da Europa, assim como os problemas econômicos em países como Itália e Grécia, são fatores mais importantes. Para piorar a miséria no sul da Europa, existe o fato de que, no início de 2020, essa região emergiu como epicentro da pandemia de Covid-19, especialmente a Itália e a Espanha.

Diplomacia das vacinas no Oriente Médio

A Península Arábica se tornou uma zona de perigo no mundo para o aumento das infecções globais. Como enviado científico dos EUA, ficou claro para mim que o aumento das doenças – resultante da confluência de guerras, migrações humanas e mudanças climáticas – era praticamente inevitável. Eu tinha uma oportunidade única para relatar minhas preocupações para as lideranças e os principais ministros do governo da Arábia Saudita. Expliquei como a leishmaniose e as doenças passíveis de prevenção com vacinas estavam retornando ao norte, na Síria e no Iraque. Ao sul, no Iêmen, o cólera e as doenças preveníveis com vacinas estavam disseminadas. No próprio Reino da Arábia Saudita, doenças infecciosas como as doenças transmitidas por vetores estavam sendo introduzidas anualmente através do Haje e da Umra.

Em resposta, o governo saudita estabeleceu um novo centro para DTNs liderado pelo meu amigo e colega Dr. Waleed S. Al Salem, que estudou na Escola de Medicina Tropical de Liverpool. Porém, senti que havia uma necessidade urgente de desenvolver contramedidas para as novas doenças na região, especialmente novas vacinas, mas havia capacidade mínima para isso fora de algumas atividades no Irã, conforme já observado [23]. Além disso, naquela época, nem os sauditas nem meus colegas dentro do governo dos EUA demonstravam muita vontade de negociar a diplomacia das vacinas com o Irã. O Instituto Pasteur da Tunísia também produz a vacina de bacilo Calmette-Guérin (BCG) contra a tuberculose e exporta parte de seus estoques para a Algéria, mas não está claro se essa operação poderia ser expandida para satisfazer as grandes demandas por vacinas na região. Os principais fabricantes de vacinas multinacionais também demonstraram pouco interesse até o momento no desenvolvimento de novas vacinas de importância regional para o Oriente Médio. Por todas essas razões, adotamos uma nova abordagem para expandir nosso Centro de Desenvolvimento de Vacinas do Texas Children's Hospital visando produzir vacinas contra doenças surgidas em função de guerras, colapso dos sistemas de saúde e instabilidades políticas na Península Arábica. Essas vacinas representavam tecnologias consideradas vitais para a segurança sanitária da Arábia Saudita e dos países vizinhos no Golfo.

Em 2015, junto com o embaixador dos EUA na Arábia Saudita, Hon. Joseph Westphal, assinei um acordo único de colaboração com os sauditas para uma parceira científica em vacinas focada em doenças que surgem devido a instabilidades políticas e outras forças na região. A cerimônia de assinatura em Riad foi um evento animador para mim, pois tratava-se de um marco para a diplomacia das vacinas. Logo depois disso, lembro claramente dos sons do chamamento do muezim para as preces e de como refleti profundamente sobre o que tinha acontecido. Eu estava especialmente orgulhoso de apresentar uma nova face da diplomacia das vacinas para os EUA.

6
As "não guerras" da África

Guerras e conflitos estão tão presentes na África Subsaariana quanto na Península Arábica. De acordo com algumas estimativas, a África é palco de mais da metade de todos os conflitos mundiais apesar de ter apenas cerca de um sexto da população global [1]. Cientistas políticos podem identificar cerca de meia dúzia de áreas afetadas por graves conflitos, apesar do fato de que a paz geral está aumentando na maior parte do continente africano. As áreas de conflito tendem a se concentrar nas principais zonas de perigo, incluindo o norte da Nigéria, onde a violência está ligada ao Boko Haram – o Estado Islâmico no oeste da África; na região central e leste da África ao redor de República Democrática do Congo (RDC), República Centro-Africana, Burundi e Sudão do Sul; e mais para o leste, onde uma terrível guerra civil na Somália devasta o leste africano [1]. Também há regiões altamente instáveis no oeste da África concentradas em Mali [1].

Nessas quatro áreas principais da África de conflito e pós-conflito, estamos assistindo a um aumento das doenças tropicais negligenciadas (DTNs) mais comuns, incluindo aquelas doenças identificadas pela primeira vez no início da década de 2000 como alvos para um pacote de medicamentos e quimioterápicos preventivos [2,3]. Apesar de o número de novos casos dessas DTNs estar em grande medida diminuindo em outros locais, em especial a filariose linfática, a oncocercose e o tracoma, nas zonas de conflito da África a incidência das principais DTNs se mostra estabilizada ou mesmo aumentando. Sobreposto a esse platô ou aumento das DTNs, está o achado de que algumas dessas doenças associadas a conflitos que identificamos previamente no Oriente Médio também estão apresentando aumento abrupto na África Subsaariana. Essas DTNs incluem a cólera e a leishmaniose – mas uma forma diferente de leishmaniose, conhecida como leishmaniose visceral ou "calazar". Além disso, os últimos casos remanescentes de tripanossomíase africana humana (também chamada doença do sono africana) estão ocorrendo atualmente em áreas de conflito ou pós-conflito na RDC, no Sudão do Sul e na República Centro-Africana.

Alguns atores não governamentais, incluindo grupos rebeldes locais, causam grande parte da violência na África, mas não toda ela. Cada vez mais, os próprios governos podem estar trabalhando nos bastidores e se envolvendo direta ou indiretamente em atrocidades relacionadas a guerras [4]. Em outras palavras, também há um alto nível de violência de estado oculta. O envolvimento de governos fracos ou corruptos é responsável por alguns dos conflitos que estão causando doenças na Nigéria, em Mali, na Somália, na República Centro-Africana e no Sudão do Sul [4].

O jornalista e ex-chefe do escritório do *The New York Times* para o leste da África, Jeffrey Gettleman, ainda aponta que os piores e mais sangrentos conflitos e atrocidades da África surgem e nunca parecem terminar, pois não se baseiam em ideologias ou objetivos, mas, em vez disso, representam o que ele chama de "não guerras"*. As não guerras são em grande medida empreitadas oportunistas focadas no que ele chama de "banditismo fortemente armado" [5]. Gettleman observa que grande parte dos combates na África consistem em soldados travando guerra contra a população civil, em vez de soldados contra soldados. Ele ainda observa que a situação atual representa uma mudança significativa, mesmo comparando com apenas uma década atrás, quando líderes rebeldes ou líderes de milícias armadas, muitos dos quais eram

---

*N. de T. No original, o termo usado é "un-wars", o que se poderia traduzir mais literalmente como "desguerras".

venerados, mantinham uma ideologia. Por exemplo, ele explica que, embora Robert Mugabe do Zimbábue já tenha representado uma "guerrilha com um plano" ou que John Garang do Sudão do Sul tenha liderado um exército de libertação, esse paradigma não é mais aplicável [5]. Em seu lugar, as atrocidades civis cada vez mais lembram aquelas que identificamos com o Estado Islâmico. Tanto na África como no Oriente Médio, os soldados são mais como predadores, e o próprio terror costuma ser o objetivo final em vez de um meio para alcançar um objetivo [5].

Algumas das maiores atrocidades e não guerras na África ocorrem atualmente em regiões rurais remotas onde as DTNs já estão disseminadas e que costumam estar muito longe para o acesso a medicamentos essenciais. Em 2018, um grupo de cientistas e especialistas em política da Universidade de Stanford liderado por Eran Bendavid conduziu um estudo que analisou os conflitos armados e a mortalidade infantil na África [6]. A sua análise examinou mais de 15 mil eventos de conflitos que resultaram em quase 1 milhão de mortes em combate ao longo de um período de 20 anos entre 1995 e 2015. Eles descobriram que o risco de uma criança morrer a menos de 50 km de um conflito armado era muito maior que para as crianças que viviam fora das áreas de conflito na África. Além disso, o número de mortes infantis era três a quatro vezes maior que as "mortes diretas pelo conflito armado". As crianças estavam morrendo nas áreas de conflito por causa de fome, desnutrição e inanição. O resumo da história é que as crianças africanas que morrem em áreas de conflitos não o fazem por causa de projéteis e armas, mas pelos efeitos indiretos das hostilidades armadas [6]. Além disso, os números não são baixos – milhões de crianças morrem atualmente na África sob essas circunstâncias.

Nigéria e Boko Haram

Boko Haram é o nome dado ao Estado Islâmico no oeste da África. Localizado principalmente ao norte da Nigéria e se estendendo até Camarões, Chade e Níger, o grupo foi originalmente formado como uma organização islâmica não violenta, mas adotou posteriormente as ideologias e práticas do Estado Islâmico. O Boko Haram é responsável pelo assassinato de dezenas de milhares de pessoas, além da prática de violência sexual em uma escala sem precedentes e do deslocamento de mais de 2 milhões de pessoas.

O Boko Haram desestabilizou uma região da Nigéria e dos países vizinhos que já era uma importante zona de perigo para as DTNs. A Nigéria já foi chamada de "marco zero" para essas doenças por liderar as listas de prevalência de muitas DTNs [7]. Agora a situação foi

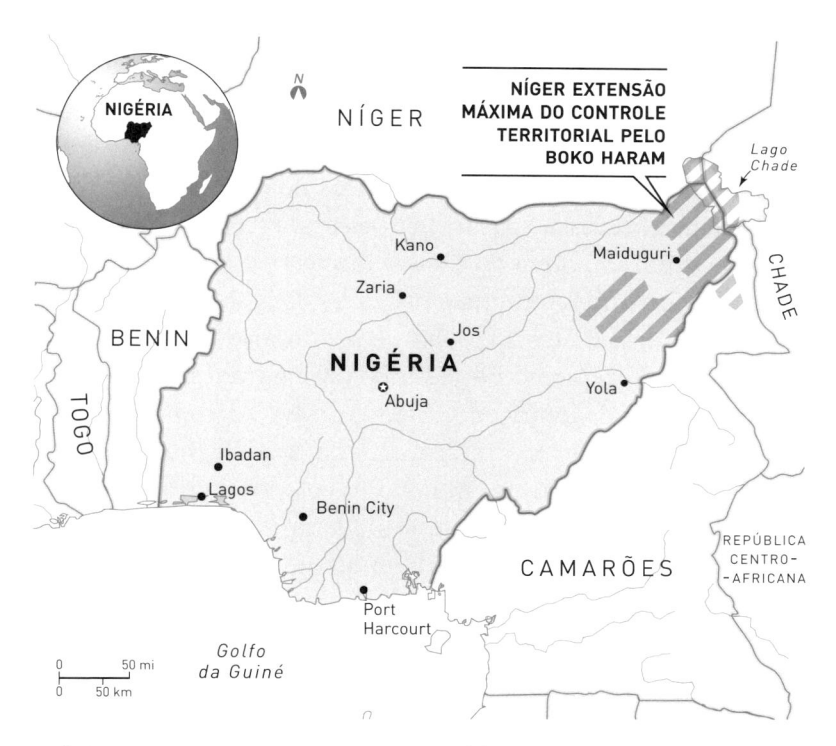

Território ocupado pelo Boko Haram (*área hachurada*) na região nordeste da Nigéria e nos vizinhos Níger, Chade e Camarões. Adaptada de Wikimedia Commons pelo usuário 햄방이, sob licença CC-BY, https://creativecommons.org/licenses/by-sa/4.0/deed.en.

grandemente exacerbada pelo reino de terror do Boko Haram, causando o colapso dos sistemas de saúde e a interrupção ou destruição das principais redes de telecomunicação, o que, em grande medida, interrompeu o acesso da região às comunicações modernas [8]. Em relação às doenças infecciosas e tropicais, da mesma forma que nas áreas ocupadas pelo Estado Islâmico no Oriente Médio e norte da África, estamos vendo o retorno de doenças preveníveis com vacinas e um aumento nas DTNs, incluindo o cólera.

Em 2016, foram identificadas infecções pelo poliovírus nas áreas ocupadas pelo Boko Haram, com evidências genéticas de que a transmissão da poliomielite poderia estar ocorrendo desde 2011 [8]. A implementação de esforços de vacinação em massa para a poliomielite e outras infecções ficou muito difícil por causa dos deslocamentos humanos, e as imagens de satélites revelam a destruição de infraestruturas e instalações que poderiam ser usadas como centros de vacinação [8]. Toyin Saraki, que lidera a Fundação para o Bem-estar da África, observa como o Boko Haram eliminou cerca de 75% da infraestrutura básica necessária para a imunização, incluindo sistemas de refrigeração, algo fundamental nessa região quente e seca, além de prontuários de saúde e outros sistemas de monitoramento necessários para garantir que as crianças recebam suas vacinas dentro do calendário [9]. Além da poliomielite, também houve um retorno do sarampo, da coqueluche, da meningite bacteriana e da febre amarela em meio ao colapso da infraestrutura de vacinação da região [10]. De fato, um estudo de 2019 concluiu que, entre as crianças que vivem dentro de 10 km de uma área de conflito armado, a probabilidade de receber qualquer vacina diminui em quase 50% [11]. Conforme afirmado de maneira tão eloquente e simples por Eunice Damisa do Centro Nacional para Emergência de Poliomielite localizado em Abuja, capital da Nigéria, "o Boko Haram não aceita as premissas básicas da ciência médica" [10].

Nesse cenário, não chega a surpreender que um surto de cólera também tenha ocorrido no estado de Borno, nordeste da Nigéria, com quase 6 mil casos e uma taxa de letalidade entre os casos sendo mais alta entre as pessoas de idade avançada [12]. Os picos da epidemia coincidem com os períodos de aumento de chuvas e inundações, de modo que as mudanças climáticas também podem ter tido um papel importante. Como no Oriente Médio, a guerra, a pobreza e as mudanças climáticas se combinam em uma mistura tóxica.

Em 2019, Muhammadu Buhari ganhou um segundo mandato como presidente da Nigéria, mas ele governa atualmente uma nação muito enfraquecida pelo Boko Haram e por outros conflitos internos. Apesar de suas reservas de petróleo e energia e de uma economia que excede àquelas de pelo menos três ou quatro nações do G20, os conflitos devastadores e a presença do Estado Islâmico no oeste da África asseguram que a Nigéria irá permanecer no marco zero para as DTNs em um futuro próximo.

De mal a pior: Sudão do Sul, República Democrática do Congo e República Centro-Africana

A região que abrange Sudão do Sul, RDC e República Centro-Africana representa atualmente uma área de conflito e doença como nenhuma outra no mundo. Devido à falta de estradas e de infraestrutura nessas três nações, pode demorar anos até que se possa perceber por completo os horrores que estão sendo perpetrados nessa parte do mundo, mas já estamos tendo uma ideia das mortes diretamente atribuíveis a guerras, colapso dos sistemas de saúde e desnutrição infantil, com um aumento simultâneo das DTNs.

A política complicada e a guerra civil entre rivais no Sudão do Sul produziram 400 mil mortes e pouca esperança de estabilidade no futuro, embora tenha sido assinado um acordo de cessar-fogo entre o presidente do Sudão do Sul e seu principal rival, um líder rebelde, até o ano de 2022 [13]. Enquanto isso, estima-se que 4 milhões de pessoas tenham sido deslocadas, um número aproximadamente dividido entre uma metade que sofreu deslocamentos internos e outra que deixou o país em direção a Uganda, Sudão, Etiópia e outros países vizinhos no leste africano. A agricultura também sofreu um colapso, de modo que a fome se espalhou e trouxe com ela a maior suscetibilidade a doenças graves.

Nesse cenário, surgiu uma terrível DTN conhecida como calazar. Também chamada de leishmaniose visceral, a doença difere clinicamente dos casos de leishmaniose cutânea encontrados nas zonas ocupadas pelo Estado Islâmico, mesmo que os determinantes sociais subjacentes que promovem o aumento dessas duas doenças sejam semelhantes. Tanto na África como no Oriente Médio, o colapso das infraestruturas permitiu a proliferação dos mosquitos-palha que injetam os parasitas. Enquanto as principais espécies de *Leishmania* encontradas na Península Arábica, incluindo a *L. tropica* e a *L. major*, causam principalmente uma infecção cutânea desfigurante, no Sudão do Sul a *L. donovani* causa uma grave doença sistêmica – uma doença fatal que lembra uma leucemia ou linfoma. Após a inoculação pelo flebótomo mosquito-palha, o parasite invade uma importante célula de defesa do sistema imunológico em nossos organismos chamada de macrófago. Embora os macrófagos sejam um tipo de célula equipada com enzimas de destruição e com a capacidade de gerar substâncias químicas tóxicas que matam as bactérias e parasitas invasores, o parasita da *Leishmania* evoluiu milagrosamente até o ponto de sobreviver dentro dos macrófagos e, dessa forma, se disseminar pelos órgãos humanos em qualquer lugar onde haja grande concentração de macrófagos. Isso geralmente ocorre no fígado e no baço, os quais aumentam de tamanho e perdem a função, e na medula óssea. Nesses órgãos-alvo, os parasitas da *Leishmania* produzem doença grave. Penso nela como um tipo de câncer hematológico induzido por parasitas, exceto pelo fato de que podemos tratar o problema com sucesso utilizando cursos prolongados de fármacos antiparasitários. Porém, no Sudão do Sul, os fármacos não costumam estar disponíveis, de modo que as pessoas infectadas acabam sucumbindo e morrendo por causa da doença. Os parasitas da *Leishmania* proliferam especialmente bem em crianças e também em adultos e crianças desnutridas, pois a má nutrição interfere com a função imune. Com o colapso da agricultura no Sudão do Sul, a desnutrição e a fome atingiram o seu auge e, junto com elas, as infecções disseminadas e mortais por calazar.

Cerca de 100 mil pessoas morreram por causa de uma epidemia grande e letal de calazar que começou na década de 1980 e continuou por duas décadas antes de acabar com um acordo de paz abrangente em 2005

[14]. Iniciando em 2005, o acordo permitiu que a região sul do Sudão fosse desmembrada e formasse um novo país: o Sudão do Sul. Porém, nos primeiros anos após o acordo de paz e até que a independência formal fosse alcançada em 2011, o sistema de saúde já fragilizado entrou em colapso, resultando em milhares de novos casos de calazar [14,15]. Em 2013, a nova nação independente do Sudão do Sul entrou em outro período de guerra civil. Durante o início da década de 2000, grande parte do tratamento dos pacientes com calazar era fornecida pela organização Médicos Sem Fronteira (MSF), antes que a Organização Mundial da Saúde (OMS) ajudasse a estabelecer uma rede de unidades de tratamento que era operada e coordenada por organizações não governamentais [15].

O calazar é especialmente letal em pacientes com desnutrição subjacente ou naquelas pessoas coinfectadas com o vírus da imunodeficiência humana (HIV)/Aids. A insegurança alimentar disseminada no Sudão do Sul, junto com a transmissão de HIV/Aids, a falta de acesso fácil a instalações para diagnóstico e tratamento, além da extrema pobreza ligada a exposições externas e habitações inadequadas, complicam ainda mais a epidemia de calazar nessa parte do mundo [15-17]. Também se observou que alguns fatores não relacionados aos conflitos estão associados a um risco aumentado de calazar, incluindo conviver intimamente com cães, os quais servem como reservatórios animais da doença, ou dormir nas proximidades ou sob árvores de acácia, onde proliferam os mosquitos-palha [15-17].

Ao longo da fronteira oeste do Sudão do Sul há duas nações igualmente afetadas por guerras e conflitos duradouros: a República Centro-Africana e a RDC. Ambas as nações, além do Sudão do Sul, sofreram epidemias de doença do sono africana causadas por um parasita unicelular no sangue e no sistema nervoso central, conhecido como tripanossoma [18]. Em vez de um mosquito-palha, a doença do sono é transmitida pela mosca tsé-tsé, a qual lembra superficialmente uma mosca doméstica comum, mas tem a capacidade de produzir uma picada dolorosa [18]. Após a tsé-tsé inocular os tripanossomas parasitas, eles se multiplicam na corrente sanguínea antes de entrar no sistema nervoso central e causar a doença do sono fatal [18]. Com algum grau de cessação das hostilidades na República Centro-Africana e na RDC desde 2016, foi possível conduzir a detecção de casos e os programas de tratamento, além de realizar o controle da mosca tsé-tsé a fim de reduzir a prevalência da tripanossomíase para um pouco mais de alguns milhares de casos [19]. Com base nisso, a OMS, juntamente com a Fundação Gates e outras organizações, está trabalhando para tentar eliminar a tripanossomíase na África nos próximos anos.

Infecção pelo vírus Ebola na República Democrática do Congo

A infecção pelo vírus Ebola dominou os noticiários em 2014 quando causou uma epidemia devastadora e mortal em parte do oeste africano, concentrando-se em Guiné, Libéria e Serra Leoa. Os colapsos dos sistemas de saúde resultantes de anos de guerra civil e atrocidades nesses países ajudaram a disseminar a infecção pelo vírus Ebola, a qual começou em um pequeno vilarejo na Guiné, espalhando-se para as capitais da Libéria e de Serra Leoa. Pela primeira vez, o Ebola foi disseminado em centros urbanos. A epidemia se espalhou para pelo menos sete países, incluindo o estado do Texas nos Estados Unidos (EUA), com o temor de que se espalhasse amplamente pela Nigéria, em especial nas áreas dominadas pelo Boko Haram na região nordeste. Por fim, houve uma resposta internacional após a OMS declarar a situação como uma Emergência de Saúde Pública de Importância Internacional (ESPII) [20], levando múltiplas nações a mobilizarem sua experiência em cuidados de saúde e militares de modo a fornecer os elementos essenciais de uma infraestrutura de cuidados de saúde. A OMS declara uma ESPII quando um comitê de especialistas decide que está ocorrendo um "evento extraordinário", necessitando de um aumento das medidas preventivas em fronteiras internacionais, em conjunto com a solicitação para uma resposta internacional coordenada. Tal provisão é um componente importante do Regulamento Sanitário Internacional (RSI [2005]). Durante a ESPII do Ebola no oeste africano, um consórcio de especialistas em vacinas forneceu precocemente uma prova de conceito para a potencial eficácia de uma vacina contra o vírus Ebola, a qual foi licenciada pela

Merck & Co. No final de 2015 e início de 2016, a implementação de uma infraestrutura para isolamento e tratamento de pacientes com Ebola ajudou a terminar com a epidemia, mas não antes que 30 mil pessoas fossem infectadas e mais de 11 mil morressem [20].

A epidemia de Ebola de 2014-15 na África ilustra muitas das forças do Antropoceno que estão desencadeando epidemias no século XXI na Península Arábica e região norte da Nigéria. Elas incluem a migração descontrolada de populações humanas para cidades onde as aglomerações sobrecarregam as infraestruturas urbanas e o colapso dos sistemas de saúde após conflitos civis e internacionais devastadores. Essas forças andam de mãos dadas com outro importante fator – o desmatamento. Daniel Bausch, atualmente na Public Health England, relatou a forma como o desmatamento relacionado com a expansão populacional no sudeste da Guiné colocou os seres humanos em contato com os morcegos-das-frutas, os quais servem como reservatório natural para o vírus Ebola [21]. Um pequeno surto naquela área acabou se espalhando para Conacri, a capital da Guiné, antes de alcançar centros urbanos da Libéria e de Serra Leoa.

Bausch ilustra de maneira elegante o papel das forças do Antropoceno no século XXI na gênese dos surtos. A pobreza profunda e o desespero econômico forçaram as populações humanas a se mudarem para áreas de florestas a fim de encontrar madeira para a produção de carvão, além de participar da prática de mineração e extração mineral. Além disso, até 60 mil refugiados que fugiram das guerras civis de Serra Leoa e da Libéria, além da Costa do Marfim, se instalaram em algumas dessas mesmas áreas de florestas [21]. Essas práticas aumentam a exposição humana a morcegos, um reservatório animal importante para vírus humanos, incluindo o Ebola. Paralelamente, as mudanças climáticas que prolongam as estações secas também contribuíram para o desmatamento, enquanto as populações empobrecidas que esperavam melhorar suas oportunidades econômicas e seu acesso aos cuidados de saúde viajavam indo e voltando para cidades e favelas urbanas, mesmo que essas favelas não pudessem acomodar o influxo de imigrantes. Como resultado, essas populações recém-urbanizadas ficaram sem acesso à água potável ou a alimentos e cuidados de saúde adequados. As novas cidades pobres em recursos servem como um modelo para a disseminação de infecções entre populações urbanizadas.

Embora o oeste africano tenha até agora sofrido com a maior epidemia mundial de Ebola, acredita-se que o vírus Ebola tenha surgido pela primeira vez como infecção viral humana na República do Zaire durante a década de 1970. O Zaire se tornou uma nova nação soberana e uma ditadura na região central da África em 1971, quando Mobutu Sese Seko tomou o poder através de um golpe militar e nacionalizou o antigo Congo Belga. Esses eventos desestabilizaram a economia congolesa e, conforme já observado, facilitaram o retorno de epidemias devastadoras de tripanossomíase que resultaram na morte de milhares de pessoas. A desestabilização da região também ajudou a promover o surgimento da infecção pelo vírus Ebola, detectado e isolado pela primeira vez em 1976.

Por fim, o regime de Mobutu entrou em colapso, e o Zaire se tornou a RDC em 1997. Porém, as áreas orientais da nação ficaram altamente desestabilizadas mais uma vez após o genocídio em Ruanda em 1994, na fronteira leste da RDC. Iniciando em 1998, a área de Kivu, que faz fronteira com Ruanda e Uganda, entrou em um período de conflitos militares que duraram duas décadas. Como em outros lugares no Oriente Médio e África, as consequências de conflitos duradouros eram previsíveis com a doença, a fome e a violência sexual disseminada contribuindo para a morte de muitas crianças com menos de 5 anos de idade.

Em agosto de 2018, muitos dos elementos responsáveis pelo surgimento da infecção pelo vírus Ebola no oeste da África estavam presentes no leste da RDC [22,23]. À medida que grupos de pessoas começavam a fugir da violência política, eles entravam novamente em contato com os morcegos-das-frutas infectados pelo Ebola em áreas de desmatamento, pobreza e colapso dos sistemas de saúde. Até julho de 2019, houve mais de 2.600 casos de infecção pelo vírus Ebola e cerca de 1.600 mortes, levando a OMS a declarar uma segunda ESPII. Até o final de 2019, houve mais de 3.300 infecções confirmadas e 2.200 vidas perdidas.

Acredito que o número de casos de Ebola e o total de mortes teriam sido bem maiores se não fosse pelo fato de que a vacina contra o Ebola, que foi desenvolvida e testada clinicamente pela primeira vez durante a epidemia de 2014-2015 no oeste africano, fora disponibilizada para a vacinação das populações no leste da RDC. Porém, o conflito e a instabilidade política na região dificultaram muito o estabelecimento de centros de vacinação e os esforços para monitorar a eficácia e segurança da vacina. Assim, encontramos uma situação com duas forças opostas: os programas de vacinação *versus* os conflitos e o uso de vacinas para promoção da paz *versus* a guerra.

Sob a minha perspectiva, é quase um milagre que mais de 200 mil pessoas tenham recebido a vacina contra o Ebola sob condições quase impossíveis de guerra e descrença. Acredito que tenha sido um extraordinário triunfo da saúde pública o fato de se ter conseguido desenvolver, testar e distribuir a vacina contra o Ebola por meio de esforços coordenados da ONU, de agências do Departamento de Serviços Humanos e de Saúde dos EUA, do Governo do Congo, do MSF e da Wellcome Trust, apenas para citar alguns. À medida que surgirem os detalhes, essa se tornará uma das verdadeiras grandes histórias da diplomacia das vacinas. Igualmente impressionante é o fato de que a vacina contra o cólera também está sendo distribuída após um surto em Kivu [24], o qual também poderia ter sido previsto considerando as circunstâncias da guerra e o colapso dos sistemas de saúde já vistos no Iêmen. Por outro lado, é necessário observar que as vacinações contra o sarampo foram suspensas em muitos locais da RDC. De acordo com algumas estimativas, o sarampo já afetou cerca de 250 mil pessoas e matou 5 mil, cerca de duas vezes o número de fatalidades por causa da infecção pelo vírus Ebola. A história da diplomacia das vacinas na RDC é notável por seus extremos em termos de fracassos e sucessos.

7

O Triângulo Norte e o colapso da Venezuela

Mesmo na ausência de guerras e conflitos declarados, a profunda instabilidade política e socioeconômica também pode causar doenças. Estamos vendo essa situação acontecer no Novo Mundo, especialmente na América Latina: América Central, Venezuela e seus vizinhos. Nossa Escola de Medicina Tropical no Baylor College of Medicine trabalha globalmente, mas, pela sua proximidade com o Texas, muitas de nossas atividades se concentram no México e na parte central da América Latina (algumas vezes chamada de Mesoamérica). Por exemplo, estamos desenvolvendo uma nova vacina terapêutica para a doença de Chagas, a qual poderá ser usada como tratamento biológico junto com os fármacos antiparasitários existentes. A transmissão da doença de Chagas é disseminada no Texas, no México e na porção central da América Latina, e estamos desenvolvendo vacinas em conjunto com um consórcio de instituições científicas mexicanas [1]. Nossos docentes também conduzem muitos estudos na parte central da América Latina. Na verdade, nossa reitora associada, a Dra. Maria Elena Bottazzi, que divide comigo a liderança do desenvolvimento de vacinas, é de Honduras, enquanto a Dra. Laila Woc-Colburn, nossa ex-chefe de medicina clínica tropical, é da Guatemala e do Panamá. De uma maneira ou de outra, a maior parte dos nossos docentes parece ter alguma conexão com a parte central da América Latina. Por exemplo, a Dra. Kristy Murray lidera uma unidade financiada pelo Centers for Disease Control and Prevention (CDC) para o estudo de vírus transmitidos por mosquitos (também chamados de "arbovírus", uma amálgama para o termo em inglês *"arthropod-borne virus"*, ou vírus transmitidos por artrópodes).

América Central

A América Central tem um encanto e interesse especiais para mim. Embora se concentre muita atenção da saúde global na África Subsaariana, fico impressionado tanto com as belezas naturais da América Central como com a profundidade e amplitude quase iguais da pobreza e da onipresença das doenças negligenciadas relacionadas à pobreza. O que é especialmente impressionante é a proximidade da América Central. Com o mesmo tempo que levo para ir de avião de Houston para as costas leste ou oeste dos Estados Unidos (EUA), posso estar em alguma capital da América Central. Após um voo de 3 ou 4 horas, nossas equipes de pesquisa podem investigar as doenças tropicais negligenciadas (DTNs).

Embora grande parte da região da América Latina tenha avançado muito no controle das doenças, o Triângulo Norte, o qual compreende El Salvador, Guatemala e Honduras, estacionou em seu progresso, e, em alguns casos, as doenças estão aumentando ou retornando. Por exemplo, nas nações do Triângulo Norte, assim como na Nicarágua, as taxas de dengue e de outras infecções por arbovírus estão aumentando até o ponto em que são praticamente ubíquas entre a população, enquanto as taxas de outras DTNs, como doença de Chagas, leishmaniose e verminoses parasitárias, também estão aumentando [2]. Uma das principais razões para esse aumento é um novo nível de instabilidade política. Ao longo da última década, muitas das rotas usadas para o contrabando de drogas e de outros itens, que costumavam viajar pelo Caribe e a Flórida, fluem agora pelo Triângulo Norte. Essa mudança alimentou a formação de brutais cartéis de drogas que fizeram o recrutamento forçado de crianças e jovens para fazerem parte de gangues criminosas e aumentou o nível de violência de gênero, além da realização de extorsões e sequestros [2]. A escalada de destruição produziu problemas econômicos e deslocamentos internos de populações, além de caravanas humanas ao longo do México.

Paralelamente, uma seca prolongada na região criou um tipo de corredor seco que cruza o Triângulo Norte, ajudando a causar o colapso da agricultura e a promover a insegurança alimentar [2]. Ao longo dessa faixa, houve um pico de casos de insuficiência renal aguda e crônica de origem desconhecida, em especial entre alguns agricultores. As causas dessa nefropatia mesoamericana estão sendo investigadas pela Dra. Murray e sua equipe, mas ela está pesquisando tanto fatores infecciosos como ambientais. O corredor seco tem suas origens em mudanças climáticas, sendo uma causa para a insegurança alimentar e os problemas econômicos da agricultura, o que reforça a instabilidade política e a violência do tráfico de drogas.

Ainda não se sabe exatamente como a instabilidade política, a violência e as mudanças climáticas se combinam ou interagem para promover doenças, mas é preocupante ver como a América Central se tornou uma zona de perigo para infecções tropicais – uma zona que está muito próxima da fronteira sul dos EUA. Até agora, não encontramos um retorno significativo do sarampo e de outras doenças preveníveis com vacinas como no Oriente Médio e na África Subsaariana, mas esse aspecto é algo que devemos continuar monitorando.

A revolução bolivariana

Além da Mesoamérica, também estamos trabalhando extensivamente no Panamá e em nações tropicais da América do Sul, incluindo a Colômbia, o Equador e o Brasil. Comprimida entre essas nações, encontra-se a República Bolivariana da Venezuela, a qual sofre atualmente um dos piores colapsos financeiros dos tempos modernos em uma nação que não está em guerra. O colapso financeiro e a resultante instabilidade que levou à disseminação de crimes, corrupção, desnutrição e surgimento de doenças estão acontecendo em uma escala que pode exceder algumas das crises econômicas históricas mais conhecidas, como a ruptura da União Soviética ou mesmo a Grande Depressão nos EUA. Essas condições também levaram à maior crise mundial de refugiados. Por algumas estimativas, mais de 3 milhões de refugiados deixaram a Venezuela, cerca de 10% da população do país, com muitos emigrantes disseminando doenças adquiridas em casa para os países vizinhos, Brasil e Colômbia, acabando por desestabilizar a América do Sul.

Durante o início da década de 2000, o então presidente do país, Hugo Chávez, invocou o nome do líder revolucionário latino-americano do século XIX, Simón Bolívar, para glorificar seu regime socialista e a conversão de muitas indústrias privadas da Venezuela em uma economia liderada pelo estado. Porém, após a sua eleição em 1998 e a formação de uma nova constituição venezuelana no ano seguinte, a economia nacional iniciou um longo e inexorável declínio, grandemente exacerbado pela queda nos preços do petróleo. Como as reservas e exportações de petróleo da Venezuela são parte fundamental de sua economia, o colapso dos preços da energia teve um efeito devastador. Isso foi acompanhado pela corrupção política e por rupturas na segurança nacional. Em 2013, com a sucessão de Nicolás Maduro após a morte de Hugo Chávez por câncer, até 1,5 milhão de pessoas, ou 6% da população nacional, tinha deixado o país. Cinco anos depois, esse número tinha dobrado para 3 milhões, conforme o Alto Comissariado das Nações Unidas para Refugiados.

A eleição de Maduro em 2013 precedeu uma queda vertiginosa no suporte do setor público para a saúde e a segurança alimentar, resultando na escassez crônica de medicamentos e alimentos essenciais. A fome se disseminou. O desemprego teve um aumento gritante à medida que a economia da Venezuela começou a implodir e as empresas fecharam, forçando 90% da população a viver na pobreza. Paralelamente, as violações dos direitos humanos se tornaram cada vez mais comuns, incluindo milhares de execuções extrajudiciais. Os índices de criminalidade aumentaram de maneira desenfreada, e a Venezuela tem atualmente uma das maiores taxas de homicídio do mundo.

Em janeiro de 2019, quando Maduro iniciou um novo mandato como presidente, seu regime era amplamente condenado no mundo todo. A Organização dos Estados Americanos (OEA) o considerou uma ditadura. Em 2018, a OEA publicou um relato detalhado sobre o regime autoritário de Maduro, enquanto o Tribunal Penal Internacional iniciava uma investigação sobre crimes do governo venezuelano contra a humanidade. Por sua vez, Maduro cortou relações diplomáticas com as nações que desafiaram a sua legitimidade ou que reconheceram o seu maior oponente, o líder da Assembleia Nacional Venezuelana, Juan Guaidó. O Presidente dos EUA, Donald Trump, condenou o regime de Maduro como uma ditadura e discursou abertamente sobre a possibilidade de uma intervenção militar dos EUA contra a Venezuela ao encontrar líderes de países da América Latina na Assembleia Geral da Organização das Nações Unidas (ONU).

Interrupção da vacinação, deslocamentos internos e êxodo: doenças preveníveis com vacinas

Entre as primeiras doenças a retornarem com o colapso dos regimes do Oriente Médio e da África, estavam as doenças preveníveis com vacinas, e o mesmo ocorreu com a Venezuela. Em colaboração com Alberto Paniz-Mondolfi, do Instituto Venezuelano de Pesquisas Biomédicas, em Barquisimeto, e outros pesquisadores venezuelanos e internacionais, relatei o ressurgimento de doenças preveníveis com vacinas [3]. O sarampo é o primeiro a retornar pelo seu alto número reprodutivo, em parte devido à sua resistência, o que permite que permaneça por mais tempo na atmosfera ou em superfícies inertes. À medida que a economia venezuelana começou a ruir, o mesmo aconteceu com seus sistemas de saúde e sistemas de vigilância epidemiológica para o monitoramento de doenças. Começando em 2010, houve um número crescente de interrupções nos programas nacionais de vacinação, juntamente com colapsos irregulares no sistema de atenção primária à saúde na Venezuela [3]. As vacinações começaram a diminuir de forma vertiginosa. Além dos lapsos nos programas de vacinação, os campos de mineração venezuelanos, muitos dos quais são ilegais, serviram de destino para trabalhadores não vacinados que foram deslocados internamente pelo país e que se aglomeraram, dando início a novos surtos de sarampo.

As populações internamente deslocadas entraram em contato com as populações indígenas da Venezuela – como os Yanomami – ou, em alguns casos, os próprios trabalhadores nativos começaram a trabalhar nas minas. Tragicamente, os Yanomami e outros povos nativos eram altamente suscetíveis ao sarampo, da mesma forma que os nativos da América do Norte eram quando entraram pela primeira vez em contato com exploradores europeus há centenas de anos.

O resultado era previsível. Mesmo que o sarampo já tivesse sido eliminado da Venezuela, ele ressurgiu em 2017. No final de 2018, houve mais de 8 mil novos casos de sarampo na América Latina, com dois terços deles ocorrendo na Venezuela [3]. Pelo menos 80 pessoas morreram por causa da doença. Com base no exame do genoma específico do vírus do sarampo, a imensa maioria dos casos na América Latina ocorreu na Venezuela ou foi resultado direto da disseminação por refugiados que fugiram da Venezuela para os vizinhos Brasil, Colômbia e outros países da América do Sul [3]. No Brasil, os dois estados que fazem fronteira com a Venezuela – Amazonas e Roraima – foram os mais afetados. A difteria, outra doença prevenível com vacina e que é grave e potencialmente fatal, também surgiu nos campos de mineração e está se espalhando para outras regiões da Venezuela e do vizinho Brasil [3]. Também há preocupações de que a poliomielite possa ressurgir nessas regiões, e agora estamos vendo a emergência da Covid-19.

Em setembro de 2018, o Conselho de Direitos Humanos da ONU propôs e adotou uma resolução sobre a crise humanitária na Venezuela, a qual incluía a urgência em abordar o aumento dos casos de doenças preveníveis com vacinas e a desnutrição subjacente [3]. Mais ou menos nessa época, fiz uma visita a La Guajira, uma península no litoral norte da Colômbia, localizada próximo de sua fronteira leste com a Venezuela. La Guajira é uma região muito árida e empobrecida que hospeda vários grupos indígenas, incluindo os Wayuu, famosos por sua resistência histórica à colonização e à conquista pelos espanhóis. Atualmente, muitos dos Wayuu vivem em profunda pobreza e sofrem com altas taxas de desnutrição, em parte devido às dificuldades existentes para a produção de alimentos nesse ambiente seco. O Texas Children's Hospital e o Baylor

College of Medicine estão trabalhando em La Guajira para apoiar programas nutricionais entre os Wayuu, e, como o sarampo é especialmente letal em crianças desnutridas, fiquei preocupado com a possível vulnerabilidade das crianças Wayuu ao sarampo e a outras doenças preveníveis com vacinas e que estão se disseminando da Venezuela para a Colômbia.

O aumento significativo nos casos de sarampo e difteria, juntamente com a desnutrição subjacente, produziram uma catástrofe humanitária para as pessoas da Venezuela e dos países vizinhos. Há uma necessidade urgente de buscar operações emergenciais de alívio para programas de recuperação da vacinação, junto com o restabelecimento de uma cadeia adequada de suprimento de vacinas e a implementação de sistemas de vigilância epidemiológica na região [3]. A Organização Mundial da Saúde (OMS) ainda não declarou uma Emergência de Saúde Pública de Importância Internacional (ESPII) na Venezuela, e existe a necessidade de mudar as exigências de elegibilidade da Venezuela para o recebimento de vacinas gratuitas [4]. Para receber vacinas gratuitas, uma nação tem que estar abaixo de indicadores econômicos específicos, e a Venezuela ainda não satisfez esses critérios. Por sua vez, o governo de Maduro tem resistido às solicitações internacionais para intervenções humanitárias.

Interrupção do controle de vetores e introdução de doenças: as doenças tropicais negligenciadas

O colapso da Venezuela também trouxe de volta as infecções tropicais, em especial aquelas transmitidas por mosquitos e outros artrópodes. O retorno da malária foi dramático. No início do século XXI, quase todas as nações da América Latina se comprometeram com os Objetivos de Desenvolvimento do Milênio (ODMs) da ONU para a malária, realizando grandes esforços para o controle da doença. Entre 2000 e 2015, a região viu os casos de malária sintomática e as mortes diminuírem em mais de 60% [5]. Porém, as professoras Maria Grillet e Belkisyolé Alarcón de Noya, um grupo de colegas e colaboradores venezuelanos e eu relatamos como a Venezuela viu um aumento de 359% ao longo do mesmo período e ainda um aumento de 71% entre 2016 e 2017 [5]. Além disso, o Brasil observou um aumento agudo nos casos importados da Venezuela.

O aumento real nos casos e mortes por malária na Venezuela não é conhecido, pois uma alta porcentagem da transmissão de malária ocorre em campos de mineração remotos ou ilegais. De fato, em termos de malária, a mineração é atualmente uma profissão de alto risco. A eliminação das florestas cria condições favoráveis para a procriação dos mosquitos *Anopheles*, que transmitem a doença, e os próprios mineradores se tornam altamente vulneráveis a picadas de mosquito como resultado de dormir ao relento e sem o uso mosquiteiros, além do fato de geralmente emigrarem de áreas da Venezuela onde a transmissão de malária não existe [5]. Essas populações internamente deslocadas são imunologicamente inexperientes, o que significa que elas adquirem a malária pela primeira vez nos campos de mineração [5]. Muitas vezes, as primeiras infecções pela malária são graves ou até mesmo fatais. Para dificultar ainda mais o controle da malária e os esforços de contenção, há o desaparecimento das intervenções governamentais para a condução de vigilância da malária e de relatos de seu surgimento, juntamente com o fracasso do governo em obter fármacos antimaláricos, além de mosquiteiros, inseticidas e *kits* para diagnóstico – em outras palavras, todas as ferramentas essenciais para o combate da malária [5].

Várias outras doenças parasitárias estão também retornando na Venezuela. Assim como a leishmaniose retornou no Oriente Médio e nas zonas de conflito no leste da África, ela também está surgindo na esteira dos colapsos político e socioeconômico da Venezuela. Tanto a leishmaniose cutânea como a visceral ocorrem, embora sejam causadas por espécies de parasitas do Novo Mundo (e transmitidas por mosquitos-palha do Novo Mundo) que diferem daqueles anteriormente descritos. Os mecanismos pelos quais a leishmaniose está ressurgindo também não são muito diferentes do que foi descrito para as infecções pelo vírus Ebola na Guiné em 2014. O desmatamento e a urbanização colocaram as populações em contato com os animais vetores da doença – morcegos, no caso da Guiné e da República Democrática do Congo (RDC), e vetores mosquito-palha, no caso da Venezuela. Juntar seres humanos e mosquitos-palha criou oportunidades para a transmissão periurbana [5].

A transmissão de outra infecção parasitária, a doença de Chagas, ocorre unicamente no Novo Mundo, predominantemente nas áreas mais pobres da região central da América Latina. O vetor barbeiro, também chamado de triatomíneo, transmite o protozoário tripanossoma que lembra superficialmente o tripanossoma africano responsável pela doença do sono. Porém, diferentemente do parasita africano, o tripanossoma americano – *Trypanosoma cruzi* – tem a capacidade de invadir o coração humano e causar uma doença incapacitante e algumas vezes fatal conhecida como miocardiopatia chagásica. Nas Américas, 6 a 7 milhões de pessoas convivem com a doença de Chagas, incluindo mais de 1 milhão com a cardiopatia chagásica. A maioria dos pacientes com doença de Chagas subsiste na pobreza extrema e sem acesso aos fármacos antiparasitários. A Venezuela vinha realizando um progresso constante no controle da doença de Chagas através de um efeito colateral dos inseticidas usados no controle da malária, juntamente com a melhora nas condições de moradia. As melhoras das moradias são fundamentais, pois o inseto barbeiro tem a capacidade de viver em rachaduras e fendas das residências de áreas de baixa renda, em especial naquelas de regiões tropicais com telhado de palha. Contudo, no final da década de 1990, os esforços governamentais de vigilância e controle começaram a ruir, e, em 2012, eles foram totalmente interrompidos [5]. Em alguns vilarejos da Venezuela, estima-se que quase um quarto da população estava infectada com o *T. cruzi* na época em que os programas começaram a falhar. Da mesma forma que a leishmaniose, a transmissão periurbana da doença de Chagas está ocorrendo em áreas de desmatamento onde populações desesperadamente empobrecidas buscam acesso a alimentos e segurança. Outra questão é o problema da doença de Chagas transmitida por via oral [5,6]. Mais de uma dúzia de surtos foram associados à contaminação de recipientes de sucos de frutas com insetos barbeiros infectados, presumivelmente quando eles são esmagados junto com a fruta. O fato de que os triatomíneos têm agora acesso regular ao suprimento de alimentos na Venezuela reforça minhas impressões sobre o profundo declínio na economia e na segurança.

A Venezuela também é atualmente uma das últimas nações das Américas onde a esquistossomose é prevalente. A esquistossomose, causada pelo *Schistosoma mansoni*, é uma grave causa de doença hepática e intestinal que ocorre quando os vermes parasitários depositam seus ovos em forma de espinha naqueles órgãos, produzindo inflamação e lesão. Caramujos de água doce transmitem a doença, de forma que as pessoas adquirem a esquistossomose ao caminhar, tomar banho, pescar ou lavar roupas em rios, córregos e lagos infestados. Acredita-se que a infecção por *Schistosoma mansoni* tenha sido introduzida nas Américas entre os séculos XVI e XIX, coincidindo com o tráfico de escravos no Atlântico. Atualmente, a maior parte dos casos venezuelanos de esquistossomose ocorrem no litoral norte, mas as atividades de vigilância e controle por meio da administração em massa de fármacos como o praziquantel foram, em grande medida, suspensas, ficando difícil ter certeza.

Da mesma forma que ocorre com outros programas de controle de doenças, os esforços para interromper a transmissão de arbovírus – vírus transmitidos por mosquitos e outros artrópodes – também foram suspensos. Uma preocupação especial são aquelas infecções transmitidas pelo mosquito *Aedes aegypti*. Essa espécie de mosquito é onipresente em regiões tropicais e subtropicais das Américas e está particularmente bem-adaptada a favelas urbanas, onde a degradação ambiental é extensa. O mosquito sobrevive em pneus velhos e em outros recipientes descartados que coletam água da chuva.

Mesmo áreas bem cuidadas nas regiões tropicais das Américas lutam para combater as principais infecções por arbovírus, em especial a dengue. Agora, as áreas urbanas pobres da Venezuela enfrentam uma situação especialmente ruim. Um aspecto único da crise venezuelana é a interrupção do suprimento de água das cidades, forçando muitas famílias a coletar ou armazenar água em suas casas ou fora delas [5].

Os reservatórios para coleta de água fornecem um abrigo excelente para o *Aedes aegypti*. Assim, a dengue hoje se espalhou amplamente por áreas urbanizadas da Venezuela, onde é uma causa grave de morbidade e mesmo de mortalidade. Então, começando em 2013, dois novos arbovírus entraram na história. Primeiro, o vírus Chikungunya e, depois, o vírus Zika surgiram no Hemisfério Ocidental, causando uma nova ameaça grave de saúde pública na Venezuela. Conforme algumas estimativas de 2014, mais de 2 milhões de pessoas foram infectadas por Chikungunya, muitos desses casos sendo mais graves do que geralmente relatado, com alguns deles sendo fatais [5]. Dois anos depois, nas primeiras 8 semanas de 2016, a infecção pelo vírus Zika varreu a Venezuela, infectando uma alta porcentagem de gestantes e causando um número significativo de defeitos congênitos, além da síndrome de Guillain-Barré, uma complicação neurológica grave que pode resultar em paralisia [5].

A base científica para o aumento agudo nas infecções por Chikungunya e Zika ainda está sob investigação. Esses dois vírus podem ter entrado nas Américas através de diferentes rotas. Há algumas evidências de que o vírus Zika sofreu alterações genéticas ao viajar para o leste e atravessar o Oceano Pacífico antes de surgir na América do Sul em 2013 e 2014, mas não está claro se as mutações também explicam o aumento nas infecções por Chikungunya, o qual surgiu pela primeira vez na ilha de Saint Martin, no Caribe, mais ou menos na mesma época. No caso do Chikungunya, ele pode ter viajado para o oeste através do Atlântico e a partir da África. Após a introdução, ambas as infecções virais se disseminaram muito rapidamente pela região da América Latina e do Caribe, chegando a entrar no sul da Flórida e no sul do Texas na parte continental dos EUA. Além disso, a disseminação dos vírus Zika e Chikungunya também foi facilitada pelo fato de que a população da América Latina e do Caribe nunca tinha tido contato com esses vírus e, assim, era imunologicamente inexperiente, o que significa que não tinha imunidade preexistente.

O aumento dos casos de arbovírus na Venezuela também ameaça desestabilizar o Caribe e as Américas Central e do Sul. Além disso, as doenças causadas por arbovírus que estão surgindo em decorrência do colapso econômico da Venezuela chegam a assumir um aspecto global. Por exemplo, a dengue emergiu na Ilha de Madeira, na costa de Portugal, mas pode ter sido originada na Venezuela [5,6]. A introdução da dengue na Europa pode ser apenas o início das consequências sanitárias da diáspora venezuelana. Devemos prever a forma como os arbovírus podem acabar entrando nos países da Europa, além de cidades importantes dos Estados Unidos, como Miami, Tampa e Houston – as quais abrigam grande número de pessoas em busca de asilo e imigrantes da Venezuela.

Diplomacia das vacinas na América Latina

Imagine um trabalhador pobre que não consegue encontrar emprego em seu vilarejo nativo e é forçado a trabalhar longe na mineração ilegal para fornecer o sustento da sua família. Ele é continuamente exposto a picadas de mosquitos e adquire malária ou dengue, ou pode contrair leishmaniose por picadas de mosquitos-palha ou doença de Chagas por alimentos contaminados por insetos barbeiros infectados. Ele também enfrenta a exposição e a intoxicação por mercúrio – pois esse metal é usado na extração do ouro – e, por fim, está sob risco de exposição ao sarampo. Quando ele retorna para casa ou emigra para o Brasil ou a Colômbia, ele leva essas doenças consigo. Ao longo de seus trajetos de viagem, ele expõe as populações nativas, ou as próprias populações nativas podem trabalhar nessas mesmas condições. Tal cenário ocorre diariamente na Venezuela atual.

É possível que o grupo mais afetado pelo colapso venezuelano seja a tribo indígena dos Yanomami. Estima-se que 40 mil pessoas vivam atualmente nas proximidades da fronteira entre Brasil e Venezuela, muitas em extremo isolamento. Os trabalhadores que sofreram deslocamentos internos ou os refugiados que fogem da Venezuela e viajam pelo estado do Amazonas, no Brasil, entrarão em contato com essa população e transmitirão doenças. Além disso, as populações indígenas

Yanomami estão atualmente trabalhando em alguns dos campos de mineração ilegais, retornando depois para seus vilarejos e acabando por introduzir as doenças em seu próprio povo. Há relatos de altas taxas de mortalidade por sarampo, malária e desnutrição entre os Yanomami. O primeiro caso de Covid-19 foi recentemente relatado em um menino Yanomami [7].

Uma tragédia humanitária está ocorrendo por causa do aumento das taxas de desnutrição e de doenças infecciosas e tropicais na Venezuela. Há algum papel para a diplomacia internacional das vacinas? Considerando que a Venezuela se transforma cada vez mais em um estado fracassado em que seus líderes algumas vezes recusam a assistência humanitária, essa não será uma tarefa muito fácil. A situação atual oferece oportunidades para que cidadãos cientistas e redes informais de profissionais da saúde preencham os espaços vazios na vigilância epidemiológica, a qual fornece dados essenciais sobre prevalência e incidência das doenças, apesar de isso não ser o ideal. Líderes da OEA, da Organização Pan-Americana da Saúde (OPAS) e da OMS já trabalham em conjunto com as lideranças venezuelanas para restaurar seus sistemas de saúde, mas o progresso nessa frente tem sido no máximo modesto.

Como um cientista e gestor científico trabalhando em Houston, no Texas, um dos principais destinos para as pessoas que buscam asilo, encontrei vários cientistas venezuelanos que foram forçados pelo governo a deixar o país ou cujos laboratórios sofreram colapso devido à falta de financiamento e à incapacidade de manter equipamentos essenciais ou de comprar suprimentos. Conheço pelo menos um cientista cujo laboratório foi saqueado e destruído. A maioria dos cientistas que abandonam a Venezuela atualmente ainda desejam continuar trabalhando na mesma área, mas não é fácil, em especial para um cientista sênior ou já na metade da carreira profissional, começar de novo e encontrar uma nova posição por aqui.

Uma situação melhor seria se os cientistas dos EUA trabalhassem com os cientistas venezuelanos para a construção de capacidade na Venezuela [8]. Isso poderia incluir o desenvolvimento conjunto de vacinas para as DTNs que estão surgindo na Venezuela, incluindo aquelas com as quais estamos trabalhando no Texas: esquistossomose, leishmaniose e doença de Chagas [8,9]. Com a recente ameaça do governo dos EUA de uma intervenção militar para potencialmente trocar o regime de governo da Venezuela, a condução da diplomacia das vacinas pode simplesmente ter que aguardar até que o Presidente Maduro deixe o cargo ou reinvente suas políticas para a cooperação internacional. Porém, ainda acredito que seja possível começar a implementar a diplomacia das vacinas agora. Entre as etapas a considerar, estariam o trabalho com o Departamento de Estado dos EUA e a Agência de Desenvolvimento Internacional dos EUA a fim de apoiar colaborações entre cientistas dos EUA e da Venezuela. Isso poderia ser feito como parcerias público-privadas ou, possivelmente, por meio de uma fundação sem fins lucrativos. Inicialmente, essas colaborações poderiam começar em instituições de pesquisa e universidades dos EUA para fornecer um ambiente de trabalho estável para os cientistas venezuelanos, mas o apoio acabaria sendo transferido para as instituições venezuelanas. Essa abordagem ainda não considera o subsequente desenvolvimento de vacinas, mas, para esse propósito, isso poderia ser feito por meio de parcerias com três partes envolvidas, incluindo outras possíveis nações da América Latina com essa capacidade, como Argentina, Brasil, Cuba ou México. O colapso da Venezuela não tem precedentes nos tempos modernos e, assim, precisaremos de medidas extraordinárias para restaurar o controle de doenças e a infraestrutura científica.

8
Definindo as causas:
riscos atribuíveis

Um denominador comum nos três estudos de caso, Oriente Médio, África e Venezuela, respectivamente, é como múltiplos determinantes sociais – guerra, instabilidade política, urbanização e desmatamento, migrações humanas e mudanças na pobreza, além de outras forças do Antropoceno, incluindo as mudanças climáticas – se combinam para produzir novas zonas de perigo para doenças. É possível determinar se algum fator em particular domina como contribuidor principal para o surgimento de doenças? No campo da epidemiologia, o conceito de "risco atribuível" se refere à porção da doença que podemos atribuir a uma exposição específica. O risco atribuível também pode determinar a porção do desfecho favorável de um tratamento que pode ser creditada a uma intervenção específica. Será que podemos também definir um risco atribuível para o problema complexo do surgimento de doenças?

Doenças no Novo Mundo

Na Venezuela e em seus vizinhos Brasil e Colômbia, o colapso socioeconômico interrompeu as campanhas nacionais de vacinação e de controle de vetores de doenças, ao mesmo tempo limitando o acesso aos cuidados de saúde. O deslocamento interno de populações, resultante das tentativas de fugir da opressão econômica, também foi disseminado e empurrou os trabalhadores para campos de mineração ilegais, onde eles estavam especialmente vulneráveis. Assim, houve um retorno das infecções tropicais e de doenças preveníveis com vacinas. Paralelamente, secas extremas causadas por mudanças climáticas causaram o colapso da agricultura. Isso promoveu mais deslocamentos internos, além da urbanização descontrolada, o que sobrecarregou as infraestruturas e os sistemas de esgoto das cidades, levando ao aumento dos casos de doenças diarreicas e, possivelmente, de infecções helmínticas urbanas. Os povos indígenas, como os Yanomami, são altamente suscetíveis a patógenos virais e bacterianos comuns pelo seu histórico de extremo isolamento. Atualmente, por meio da mineração e de deslocamentos internos de populações que carregam doenças, os Yanomami experimentaram um aumento de contato sem precedentes, o que amplia ainda mais o risco de exposição a doenças. Dessa forma, nesse sistema complexo, o colapso político e as mudanças climáticas estão mutuamente reforçando a promoção de pobreza extrema, urbanização descontrolada e disseminação de doenças. É muito difícil sustentar um único fator como responsável pelo aumento das doenças na Venezuela.

Em uma escala menor, algumas das mesmas forças estão agindo em economias mais avançadas, como no estado do Texas [1]. Apesar do fato de que o Texas tem uma economia e população do tamanho aproximado da Austrália ou do Canadá, ele também tem bolsões de extrema pobreza, em especial ao longo de sua fronteira com o México e em alguns centros urbanos. Atualmente, Austin, Dallas, Houston e San Antonio estão entre as 10 maiores populações metropolitanas nos Estados Unidos (EUA). Muitas pessoas ficam surpresas ao saber que mais de 85% da população do Texas vive atualmente em áreas urbanas, uma porcentagem muito maior do que em outros estados do sul e mais parecida com os estados do nordeste dos EUA. Porém, outras estimativas indicam um crescimento econômico altamente desigual nessas cidades. A pobreza urbanizada justaposta à enorme riqueza nas quatro principais cidades do Texas coloca o estado próximo ao topo em termos de disparidades entre populações ricas e pobres, conforme refletido em um valor econômico conhecido como coeficiente Gini – uma medida usada por economistas para esse propósito. O Texas representa um dos exemplos mais extremos nos EUA para as doenças de pobres entre os ricos [1]. Nas "colônias" (comunidades não incorporadas na fronteira mexicana, muitas vezes sem tratamento adequado de esgoto) [1] ou nos bairros pobres das cidades do Texas, é comum encontrar as condições perfeitas para a procriação dos mosquitos urbanos *Aedes aegypti* ou de outros vetores. Alimentando o aumento dos arbovírus e de doenças transmitidas por vetores, existe a crescente ameaça das mudanças climáticas, sendo projetada uma possível duplicação dos dias com temperaturas acima de 35°C [1]. Outro fator é a observação de que os portos ao longo da Costa do Golfo do Texas estão se expandindo para acomodar uma recente duplicação do tráfego marítimo através do alargado Canal do Panamá. Essa circulação adicional de cargas e seres humanos pelo mar também irá introduzir novos patógenos e doenças. Nossos cientistas na Escola Nacional de Medicina Tropical no Baylor College of Medicine observaram um nível significativo de doenças tropicais no Texas, incluindo a maioria das infecções por arbovírus, o tifo, a doença de Chagas, múltiplas infecções transmitidas por carrapatos (incluindo a febre recorrente) e algumas infecções helmínticas. A tuberculose é um problema importante, especialmente nas pessoas com diabetes subjacente. A Covid-19 afeta de maneira desproporcional os bairros pobres, onde a implementação do distanciamento social é difícil e onde a obesidade, o diabetes e a hipertensão são disseminados entre as comunidades afro-americanas e hispânicas. O Texas também tem atualmente o maior número de crianças que não foram vacinadas nos EUA. Em relação a isso, o estado representa o epicentro da anticiência no país. Protestos desafiando o distanciamento social e afirmando que a Covid-19 era *"fake news"* foram recentemente realizados em frente à sede administrativa do estado em Austin. Não chega a surpreender que, em 2020, o Texas tenha sido um dos estados mais afetados pela Covid-19.

Na Venezuela e no Texas, uma tempestade perfeita de diferentes forças – pobreza extrema, aumento de migrações humanas e urbanização, mudanças climáticas e anticiência – provavelmente operam em conjunto para a promoção do surgimento de doenças. Não existe uma abordagem que possa definir o risco atribuível para qualquer fator isolado.

Doenças no Velho Mundo

Uma confluência semelhante de forças do Antropoceno está acontecendo no Velho Mundo. No sul da Europa, as doenças transmitidas por vetores surgiram ou estão ressurgindo [2]. Segundo alguns relatos, a malária está de volta na Grécia e na Itália décadas após a sua erradicação por meio do controle de vetores e do desenvolvimento econômico. A leishmaniose transmitida por mosquitos-palha é outra infecção parasitária transmitida por vetores. Além disso, múltiplas infecções por arbovírus surgiram ou ressurgiram, incluindo a infecção pelo vírus do Nilo Ocidental, a dengue, a Chikungunya, a infecção pelo vírus Toscano e a febre hemorrágica da Crimeia-Congo, bem como a doença de Lyme e outras infecções transmitidas por carrapatos. Pela primeira vez, a esquistossomose está na Córsega. Mais uma vez, a situação é complexa. As mudanças climáticas e o aumento das temperaturas são fatores significativos no sul da Europa, e países como França, Itália e Espanha têm registrado recordes de temperatura [2,3]. Além disso, as mudanças climáticas não estão ocorrendo de maneira isolada. A Grécia e várias outras economias do sul da Europa sofreram crises econômicas agudas e recessões. Além disso, existem as migrações humanas a partir de regiões do Oriente Médio e norte da África que atravessam o Mediterrâneo e que podem introduzir doenças. Como no Texas, algumas nações do sul da Europa, como a Itália, são agora epicentros de populismo e de movimentos anticiência. Como resultado disso, o sarampo é atualmente uma doença infecciosa importante na região. A Covid-19 devastou a saúde e a economia da Itália e da Espanha.

Da mesma forma, a seca e o calor sem precedentes no Oriente Médio, os quais estão ligados ao aquecimento global, estão fazendo com que as famílias se desloquem para cidades onde vivem em condições estressantes e de aglomeração. Porém, a urbanização também se relaciona com o colapso da saúde pública em zonas de conflito na Península Arábica. Como resultado, o "mal de Alepo" transmitido pelo mosquito-palha está atualmente disseminado em áreas urbanas nas regiões devastadas por guerras, e essa doença, assim como o cólera e a esquistossomose, se tornou disseminada no Iêmen. Para piorar esse complexo padrão, existem níveis sem precedentes de migração humana. Os refugiados que fogem das zonas de conflito estão espalhando infecções emergentes para outras nações do Oriente Médio. Simultaneamente, o Haje e a Umra anuais levam milhões de pessoas de todo o mundo muçulmano (e suas doenças) para a Arábia Saudita, e de lá para outras áreas da Península Arábica. É provável que esse último fator explique o surgimento da dengue na região. As doenças preveníveis com vacinas também estão retornando nas zonas de conflito do Oriente Médio onde os programas de vacinação foram interrompidos. Durante um período, o Irã foi um dos 10 países com maior número de casos de Covid-19. Mais uma vez, a identificação de riscos atribuíveis individuais é desafio complexo e intimidante.

As "não guerras" da África Subsaariana promoveram o surgimento ou a urbanização do Ebola, da leishmaniose, do cólera e de doenças preveníveis com vacinas. Além disso, o desmatamento e as mudanças climáticas atuam de maneira sinérgica com as guerras e a instabilidade política. Uma pitada de pobreza extrema também alimenta o aumento das doenças, com projeções indicando que, até 2050, 40% das pessoas pobres do mundo viverão na Nigéria e na República Democrática do Congo (RDC), talvez em apenas duas megacidades. Embora a anticiência ainda não seja uma força dominante na África, não sabemos se o movimento anticiência pode algum dia viajar dos EUA ou da Europa para as áreas mais desesperadas do continente africano.

Definindo as causas

Os determinantes sociais e físicos do Antropoceno estão se acumulando e provavelmente se combinando para desencadear o surgimento de doenças em múltiplas zonas de perigo globais. A **Tabela 1** mostra uma

TABELA 1 Doenças do Antropoceno e seus desencadeadores

Região	Principais doenças	Principais desencadeadores
Novo Mundo		
Venezuela, Brasil e Colômbia	Sarampo Malária e tuberculose Infecções por arbovírus Leishmaniose e doença de Chagas Esquistossomose Covid-19	Colapso socioeconômico Instabilidade política Pobreza Mudanças climáticas Urbanização Migrações humanas
Texas	Infecções por arbovírus Sarampo Tifo Doença de Chagas e leishmaniose Doenças transmitidas por carrapatos Infecções helmínticas Tuberculose Covid-19	Pobreza e saúde *blue marble* Urbanização Mudanças climáticas Migrações humanas e movimentação de cargas Anticiência
Velho Mundo		
Sul da Europa	Sarampo Malária Infecções por arbovírus Leishmaniose e doença de Chagas Esquistossomose Covid-19	Mudanças climáticas Pobreza Migrações humanas Anticiência Urbanização
Oriente Médio e norte da África	Leishmaniose Cólera Infecções por arbovírus Esquistossomose Tuberculose Zoonoses Covid-19	Guerras e conflitos Migrações humanas Haje e Umra Pobreza Mudanças climáticas Urbanização
África Subsaariana	Ebola Cólera Infecções por arbovírus Malária e tuberculose	Pobreza Urbanização Guerras e conflitos Migrações humanas

Nota: As doenças específicas na segunda coluna não correspondem à mesma linha dos desencadeadores listados na terceira coluna.
Sigla: Covid-19 = doença do novo coronavírus.

lista parcial de algumas das principais áreas de risco no mundo onde as doenças estão surgindo, juntamente com uma possível lista dos principais desencadeadores ligados ao Antropoceno.

Está ficando claro que os fatores do Antropoceno que promovem o aumento das doenças nas zonas de perigo no século XXI estão interconectados, mas, até o momento, não temos abordagens diretas para os mecanismos que definem os desencadeadores individuais. A definição de algo tão complexo como o aumento de infecções passíveis de prevenção com vacinas e tropicais necessitará de muitas discussões entre diferentes disciplinas acadêmicas ou entre as agências governamentais. Se analisamos qualquer uma dessas zonas de perigo citadas, logo fica evidente que a abordagem dos problemas de doenças exigirá a colaboração de não apenas microbiologistas e virologistas, mas também de cientistas políticos, economistas, sociólogos e especialistas em pobreza, geólogos e urbanistas, apenas para citar alguns especialistas. Infelizmente, a maioria das nossas universidades e governos tendem a funcionar de maneira isolada, de modo que há pouco ou nenhum incentivo para esse tipo de colaboração e diálogo cruzado. Cada vez mais essas interações se tornarão fundamentais se quisermos levar a sério as previsões e soluções para os padrões complexos do surgimento ou ressurgimento de doenças no século XXI e para, dessa forma, implementar a diplomacia das vacinas.

9
Segurança em saúde global e o avanço da anticiência

Enfrentamos agora a difícil tarefa de curar e prevenir as novas doenças do Antropoceno que surgem por determinantes sociais e físicos contemporâneos. Essas mesmas doenças estão agora afetando a segurança global. Esta é uma ideia que ainda não é amplamente aceita, mas a base de evidências está aumentando. Entre os exemplos mais evidentes, estão o surgimento e os efeitos desestabilizadores de surtos de doenças infecciosas altamente letais, como a infecção pelo vírus Ebola no oeste da África em 2014 e, subsequentemente, em Dallas, no Texas, naquele mesmo ano [1]. De maneira ainda mais impressionante, ao longo de 10 meses a Covid-19 desestabilizou a Ásia, a Europa e as Américas do Norte e do Sul, além de ter quebrado uma próspera economia global. Um ponto importante é que as infecções letais e ameaças de pandemias podem tanto surgir por instabilidade política como reforçar essa situação. Elas são importantes fatores disruptivos da sociedade.

Segurança em saúde global em pauta

Ao longo da segunda metade do século XX e até o começo do novo milênio, os políticos globais reconheceram a ligação entre saúde e segurança global. A segurança era o tópico principal na agenda dos diplomatas da Organização das Nações Unidas (ONU) quando se reuniram para formar a Organização Mundial da Saúde (OMS) no final da Segunda Guerra Mundial. A constituição da OMS declara especificamente que "a saúde de todas as pessoas é fundamental para a obtenção de paz e segurança, além de depender da mais completa cooperação entre pessoas e Estados" [2]. A conquista diplomática da criação da OMS certamente valeu a pena em termos de ganhos de saúde pública. Ela produziu uma sequência de vitórias em saúde global, especialmente a erradicação da varíola e o lançamento do Programa Expandido de Vacinação durante a década de 1970, por fim evitando dezenas de milhões de mortes causadas por doenças infecciosas mortais. Porém, ainda não sabemos exatamente como esses ganhos se traduziram em segurança.

Essas associações ficaram mais fortes no início da década de 2000, após a epidemia de SARS* na China e no Canadá [1]. A epidemia de 2003 na China prejudicou companhias aéreas, hotéis e outras empresas, chegando a ameaçar toda a economia asiática. Ela também quase interrompeu o desenvolvimento econômico de Toronto ao causar centenas de casos e mais de 40 mortes. Por fim, a SARS desestabilizou a liderança da China, especialmente pela sua lentidão em compartilhar publicamente as informações sobre o início da doença, sua disseminação e o impacto na saúde pública.

A ausência de transparência ou a impressão de um possível encobrimento de uma epidemia grave e potencialmente fatal de SARS levou, em 2005, a uma ampliação do Regulamento Sanitário Internacional, através do RSI (2005). A implementação das regulamentações revisadas e atualizadas demandou níveis sem precedentes de transparência governamental por meio da liberação de informações pertinentes em tempo real sobre a epidemia pelos governos, particularmente nos casos designados como Emergência de Saúde Pública de Importância Internacional (ESPII) [3]. O RSI (2005) contém um acordo entre todos os estados-membros da OMS, os quais atualmente têm que cooperar em um programa de segurança em saúde global, juntamente com oito unidades centrais, variando desde a vigilância das doenças até o reforço

---

*N. de T. Também conhecida como síndrome respiratória aguda grave, ou SRAG.

da capacidade de testes dos laboratórios no manejo de riscos [3]. Outro elemento importante inclui a implementação de ações preventivas em fronteiras internacionais, portos e aeroportos para limitar a disseminação das doenças [3].

Atualmente, a OMS define de forma geral a segurança em saúde global como as "atividades necessárias [...] para minimizar o perigo e o impacto dos eventos agudos de saúde pública que ameaçam a saúde das pessoas em todas as regiões geográficas e fronteiras internacionais" [4]. O Dr. David Heymann – um celebrado epidemiologista, ex-diretor geral assistente de segurança em saúde da OMS e, atualmente, um especialista em políticas de saúde da London's Chatham House – aponta a forma como o RSI (2005) foi "testado em 2007" após o governo da Indonésia ter sonegado informações sobre uma cepa de influenza aviária [1]. Em parte, essa situação ocorreu porque a Indonésia não teve acesso a uma vacina derivada da cepa viral que havia fornecido para uma rede de vigilância internacional da influenza [1]. Assim, foi criado um modelo revisado de preparação para uma pandemia de influenza [1], que foi, por sua vez, testado novamente em 2009 com o surgimento da pandemia de influenza H1N1.

Então, em 2014, durante a epidemia de Ebola no oeste da África, a OMS e os Centers for Disease Control and Prevention (CDC) criaram uma Agenda Global de Segurança na Saúde (AGSS) em colaboração com a Organização para Alimentação e Agricultura da ONU, a Organização Mundial da Saúde Animal, a Interpol, além de outras organizações e 29 nações parceiras iniciais [5,6]. Desde então, a iniciativa cresceu e hoje inclui mais de 60 países, com foco no fortalecimento das capacidades nacionais para detectar e responder a ameaças contra seres humanos e animais [6,7]. Outro elemento inclui as avaliações externas e revisões por pares para mensurar a capacidade de uma nação de responder a ameaças infecciosas conforme alvos específicos. A intenção é a construção de um ecossistema de segurança em saúde baseado no estabelecimento de prioridades nacionais, mobilização adequada de fundos e outros recursos, além da mensuração do progresso. Em 2017, a "Declaração de Kampala", em Uganda, estendeu a validade da AGSS para até 2024, continuando com os principais objetivos de detectar, responder e, por fim, prevenir surtos de doenças com o uso de uma abordagem multissetorial.

Atualmente, o RSI (2005) e a AGSS estão sendo novamente testados pela pandemia de Covid-19. Após a declaração de uma ESPII no final de janeiro de 2020, os líderes da China e dos EUA trocaram acusações sobre a falta de transparência e encobrimento em relação à origem do SARS-CoV-2. O governo Trump ainda acusou a OMS de favorecer a China e de ser cúmplice no ocultamento das evidências iniciais de transmissão do SARS-CoV-2 entre seres humanos, além de proibir a entrada de viajantes oriundos da China e de interromper a imigração. O governo dos EUA ameaça cortar o financiamento da OMS à medida que a Covid-19 se expande pelo Hemisfério Sul, além dos principais países da América Latina, África e Sudeste da Ásia.

E as vacinas?

Tanto o RSI (2005) como a AGSS se concentram de maneira significativa na vigilância, detecção e resposta às doenças, mas as vacinas e o desenvolvimento de vacinas não são necessariamente a parte central desses programas. Porém, na última década, temos visto como a rápida distribuição de vacinas pode fazer uma diferença importante em termos de evitar desfechos das doenças que seriam de outro modo catastróficas. Através da diplomacia das vacinas em meio a emergências complexas na saúde pública, as vacinas estão se tornando potentes agentes para o combate às doenças. Dois usos muito promissores para a diplomacia das vacinas incluem o acesso às vacinas contra cólera e Ebola.

Cólera. Os esforços para interromper a disseminação do cólera durante emergências pode atualmente se basear cada vez mais nas vacinas e na diplomacia das vacinas. Em 2010, demonstramos nossa preocupação de que apenas cerca de 400 mil doses da vacina contra cólera estavam disponíveis globalmente. Sugerimos, então, que o governo dos EUA armazenasse um estoque suficiente de vacinas contra o cólera para possíveis desastres humanitários [8]. O cólera estava, na ocasião, emergindo logo após o terremoto no Haiti. Embora o governo dos EUA não tenha aceitado a nossa sugestão, um Grupo de Coordenação Internacional, composto por representantes da OMS, Unicef, Médicos Sem Fronteiras (MSF) e da Federação Internacional das Sociedades da Cruz Vermelha e do Crescente Vermelho, liderou os esforços para obter um estoque global de vacinas contra o cólera baseado em Genebra [9]. A Gavi, a Aliança das Vacinas, financia esse estoque, trabalhando em parceria com a Força-Tarefa Global sobre o Controle do Cólera e distribuindo milhões de doses anualmente em múltiplos países. Então, em 2018, o estoque enfrentou seu maior desafio durante a maior epidemia mundial de cólera, a qual surgiu no conflito do Iêmen [10]. O surto começou em 2017 e resultou em mais de 1 milhão de casos. Embora algumas pessoas tenham questionado o motivo de ter demorado 1 ano para a mobilização do estoque, por fim um consórcio formado por OMS, Unicef, Gavi e Banco Mundial conseguiu distribuir com sucesso a vacina do cólera no início da estação das chuvas no Iêmen em 2018, após a Força-Tarefa Global sobre o Controle do Cólera ter solicitado mais de 4 milhões de doses [11]. Esses esforços são parte de uma tentativa maior para interromper a transmissão do cólera até 2030.

Ebola. Um esforço igualmente intenso está sendo realizado para distribuir a vacina contra o vírus Ebola em uma emergência complexa. No final da epidemia de infecção pelo vírus Ebola no oeste africano em 2014, na qual mais de 11 mil pessoas perderam suas vidas, o governo Obama trabalhou por meio de sua principal agência, o Departamento de Desenvolvimento e Pesquisa Avançada em Biomedicina, dentro do Departamento de Serviços Humanos e de Saúde dos EUA, para apoiar e acelerar o desenvolvimento e armazenamento de novas intervenções contra o vírus Ebola. Entre as mais promissoras, estava uma vacina com dose única de vírus vivo conhecida como rVSV-ZEBOV-GP, desenvolvida pela primeira vez pela Agência de Saúde Pública do Canadá e depois licenciada pela Merck & Co. O Departamento de Desenvolvimento e Pesquisa Avançada em Biomedicina forneceu fundos de financiamento substanciais após a vacina demonstrar eficácia potencial durante a epidemia da Guiné, onde ela foi usada no que é conhecido como protocolo de vacinação em anel [12]. Usado pela primeira vez durante a campanha de erradicação da varíola, o processo de vacinação em anel funciona interrompendo a transmissão do vírus ao realizar a vacinação dos contatos de um paciente com a doença, vacinando depois os contatos dos contatos [12,13].

À medida que a epidemia de Ebola começou a decolar na República Democrática do Congo (RDC) em 2019, o Grupo Consultivo Estratégico de Especialistas da OMS aprovou a vacinação em anel [14]. O objetivo era evitar uma perda catastrófica de vidas, como tinha ocorrido no oeste da África 5 anos antes. Como a área foi devastada por conflitos, descrença e instabilidades políticas, a vacinação dos contatos de Ebola na região de Kivu na RDC é uma tarefa muito difícil. Tragicamente, um médico de Camarões que combatia a epidemia foi assassinado. Ainda assim, um relato da OMS de abril de 2019 revelava que quase 100 mil pessoas tinham sido vacinadas com sucesso em quase 700 anéis [14]. É importante ressaltar que a vacina forneceu proteção de 88,1 a 97,5%, dependendo de como a eficácia era medida [14]. Pelo meu ponto de vista, a rápida distribuição da vacina, junto com a extraordinária coordenação entre os governos dos EUA e do Canadá, a OMS, uma companhia farmacêutica, o suporte da Gavi, além dos profissionais de saúde na RDC e do governo congolês, evitaram uma catástrofe que poderia ter sido parecida ou pior que a epidemia de Ebola de 2014. Além do cólera e do Ebola, a OMS lançou em 2013 um novo modelo para a vacinação em situações de emergência humanitária, com o objetivo de auxiliar os países e organizações a superar as dificuldades logísticas e éticas, aumentando ao máximo o número de vidas salvas. Com base em uma série de consultorias em 2016, o modelo acrescentou processos para a tomada e implementação das decisões, o acesso aos estudos de caso dos países e o estabelecimento de mecanismos de busca de vacinas com custo acessível durante emergências humanitárias [15]. Os exemplos do cólera e da infecção pelo vírus Ebola representam a cooperação internacional de alto nível e a diplomacia das vacinas em tempos modernos. Milhares de vidas foram salvas no Iêmen e na RDC. O fato de que a diplomacia das vacinas foi implementada em algumas das zonas de conflito mais devastadas do mundo comprova a sua força. Atualmente, a OMS está montando uma parceria com as nações para estabelecer um modelo para o desenvolvimento e distribuição de vacinas contra a Covid-19.

O avanço da anticiência

A partir de 2015, surgiu uma nova ameaça à segurança em saúde global e à diplomacia das vacinas, mas uma que tem pouca relação com guerras, conflitos, mudanças climáticas ou urbanização. Um movimento antivacinas com uma campanha de desinformação e que começou como um grupo inexpressivo no início da década de 2000 ganhou massa crítica suficiente para afetar a saúde pública. Em 2019, o sarampo tinha retornado na Europa com mais de 100 mil casos e, pela primeira vez em duas décadas, ele tinha retornado aos EUA. Em uma epidemia de sarampo na cidade de Nova Iorque, cerca de 50 pessoas foram hospitalizadas, incluindo 18 em unidades de terapia intensiva. Além do sarampo, milhares de adolescentes dos EUA não tiveram acesso à vacina contra o papilomavírus humano (HPV) e, assim, à prevenção do câncer, enquanto outros milhares de pessoas nos EUA acabam morrendo por terem escolhido não se vacinar ou não vacinar seus filhos contra a influenza – apesar das recomendações do CDC. O movimento antivacinas também começou a ficar globalizado. No final de 2019, vários meios de comunicação relataram que uma epidemia devastadora de sarampo na Iha de Samoa, no Pacífico, estava sendo alimentada por líderes do movimento antivacinas nos EUA. E isso não deverá parar por aqui.

Empreendi uma iniciativa pessoal para contra-atacar as desinformações do movimento antivacinas nos EUA, mas por razões que têm pouca relação com meu papel como enviado científico dos EUA. Sou não apenas um cientista das vacinas e um pediatra, mas também o pai de quatro filhos adultos, incluindo Rachel, atualmente com 27 anos e portadora de autismo e deficiência intelectual. Essa informação é relevante porque um dos fundamentos centrais do movimento antivacinas é de que as vacinas causam autismo, mesmo que existam evidências massivas refutando qualquer ligação ou mesmo plausibilidade, considerando o que aprendemos sobre a genética, a história natural e as vias de desenvolvimento do autismo. Desde 2016, comecei a escrever e falar sobre os perigos do movimento antivacinas porque ele estava produzindo quedas acentuadas no número de crianças vacinadas. Minhas ações levaram a uma reação intensa dos líderes do movimento antivacinas e a um fluxo constante de ataques dirigidos contra mim em livros, nas redes sociais e mesmo por meio de perseguição em eventos e outras situações. Suas agressões e táticas me ensinaram como o movimento antivacinas é bem financiado e organizado, tendo agora se tornado uma ameaça tão importante como qualquer outra força do Antropoceno descrita até aqui. Ele pode representar outros movimentos anticiência que ainda estão por surgir. Porém, temos a oportunidade de desmantelar essas atividades, possivelmente a tempo de evitar que elas se espalhem ainda mais pela África, Ásia e América Latina.

O sarampo e o movimento antivacinas

Após a erradicação global da varíola no início da década de 1970, o sarampo se tornou um dos próximos grandes alvos. Durante as décadas de 1970 e 1980, o sarampo matava mais de 2 milhões de crianças anualmente. Contudo, através de campanhas de vacinação, inicialmente pelo Programa Expandido de Imunização da OMS e, mais tarde, através de atividades da Gavi, esse número foi reduzido em 2010 para apenas cerca de 100 mil. Tanto eu como a comunidade de saúde global consideramos isso como um enorme triunfo da saúde pública.

Porém, em 2018 o sarampo começou a retornar na Europa e, em 2019, nos EUA. Na Europa, as estimativas da OMS indicavam que mais de 80 mil pessoas tinham contraído sarampo, resultando em grande número de hospitalizações e em pelo menos 70 mortes [16]. O número de casos de sarampo representava um aumento de 15 vezes em relação a

2016 (cerca de 5 mil), o ano em que a Europa relatou seu menor número de pacientes com sarampo. Porém, a partir de então, o número começou a subir chegando a mais de 20 mil casos em 2017. Durante a primeira metade de 2019, estima-se que a Europa tenha passado por 90 mil casos de sarampo. Do outro lado do Atlântico, nos EUA, o CDC relatou mais de mil casos de sarampo, nossos maiores números para o sarampo desde 2000, quando essa doença foi eliminada [17].

Nos casos da Europa e dos EUA, não foram as mudanças climáticas nem os determinantes sociais de pobreza e urbanização que reintroduziram o sarampo. Mesmo as guerras e os conflitos no Oriente Médio, que promoveram movimentação de refugiados através do Mediterrâneo, foram responsáveis por apenas uma pequena proporção dos casos de sarampo na Europa. Em vez disso, o avanço do sarampo foi consequência de reduções na cobertura vacinal infantil. Na Europa, o sarampo ressurgiu após a cobertura vacinal ter caído em vários países, em especial em lugares como a França, a Itália e a Grécia, no sul da Europa, e a Romênia e a Ucrânia, em sua parte leste. No caso dos EUA, a cobertura vacinal diminuiu vertiginosamente no meu estado do Texas [18], além de 17 outros estados que permitiram que crianças não fossem vacinadas por razões pessoais ou crenças filosóficas [19].

A queda na cobertura vacinal nos EUA e na Europa ocorreu principalmente na década de 2010 como resultado de uma crescente campanha de desinformação e de determinadas atividades políticas comumente chamadas de movimento antivacinas [20]. Em meu livro anterior *Vaccines Did Not Cause Rachel's Autism: My Journey as a Vaccine Scientist, Pediatrician and Autism Dad* (As vacinas não causaram o autismo de Rachel: minha jornada como cientista de vacinas, pediatra e pai de criança autista), detalhei como o movimento antivacinas começou a decolar após a publicação, em 1998, de um artigo que alegava que a vacina contra sarampo, caxumba e rubéola poderia causar autismo [21]. Coube a Brian Deer, um jornalista investigativo britânico, revelar como o artigo era fraudulento – o que subsequentemente levou à sua retratação –, não antes de a publicação ter minado a confiança na vacina contra o sarampo e outras doenças. Na década de 2010, o movimento antivacinas estava a todo vapor.

Atualmente, o movimento antivacinas, junto com o negacionismo das mudanças climáticas e o medo de organismos geneticamente modificados (OGMs), está entre as maiores e, possivelmente, mais perigosas atividades anticientificistas no mundo. Todas as três iniciativas anticientíficas têm o potencial de afetar adversamente a saúde pública, mas o movimento antivacinas está produzindo o impacto mais direto e imediato na forma do retorno de uma doença infecciosa grave que está causando hospitalizações e consequências físicas nos EUA e na Europa.

Eu identifico três componentes principais nesse movimento moderno antivacinas [21]. Primeiro, ele foi desenvolvido desde o seu começo, no início da década de 2000, como um elemento periférico dentro de seu próprio império midiático. Algumas vezes, eu estimo o alcance midiático do movimento antivacinas como sendo de tamanho e escopo equivalentes a Fox News, CNN ou BBC. Por algumas estimativas, existem atualmente cerca de 500 *sites* com desinformações antivacinas, todos eles amplificados pelo Facebook e outras formas de rede social, além das plataformas de *e-commerce* [22]. A maior de todas essas plataformas, a Amazon, é atualmente o promotor mais ativo de livros com informações falsas sobre vacinas. Por exemplo, o livro sobre minha filha Rachel está entre os livros mais vendidos resumindo os benefícios das vacinas e dos programas globais de vacinação. Todavia, no geral o meu livro ocupa uma posição entre o 25º e o 30º lugar em termos de livros sobre o tópico de vacinações, e quase todos aqueles que ocupam as primeiras posições são essencialmente livros que promovem notícias falsas sobre as vacinas causarem autismo ou diversas outras doenças. Você pode verificar isso em casa: vá até a página de livros da Amazon, clique em *"Health, Fitness, and Dieting*"* no menu lateral esquerdo e, depois, clique em *"Vaccinations"* para ver como os livros legítimos sobre vacinas ficam atrás dos livros falsos. Ao dominar a internet, o movimento

---

*N. de T. O menu é diferente na página da Amazon no Brasil.

antivacinas inunda os pacientes com desinformações. De fato, com base na minha experiência, concluo que seja atualmente difícil para que as mães e pais preocupados encontrem informações de saúde acuradas sobre as vacinas. As informações sérias e significativas em relação a esse tópico são mais como uma mensagem perdida em uma garrafa boiando à deriva no Oceano Atlântico.

Um segundo componente do movimento antivacinas é seu braço político agressivo. Na Itália e em muitos estados dos EUA, o *lobby* antivacinas se uniu a movimentos populistas. Por exemplo, em estados como Texas, Oklahoma e Colorado, ele se une aos sentimentos libertários da ala de extrema direita do Partido Republicano. O *"Tea Party"* americano justifica atualmente que as crianças não recebam vacinas usando lemas como "liberdade médica", "liberdade de saúde" ou "escolha". Nesses estados, o movimento antivacinas convenceu comitês de ação política (CAPs) a fazer *lobby* junto aos legisladores estaduais a fim de facilitar para que os pais possam evitar as exigências de vacinas para seus filhos nas escolas [18,23]. Os CAPs são especialmente ativos no Noroeste do Pacífico e no Sudoeste Americano, onde as taxas de dispensa das vacinas são elevadas [24]. Em alguns casos, os CAPs antivacinas financiam candidaturas políticas. Podemos identificar as origens da epidemia de sarampo em 2019 nessas atividades políticas? Entre as 14 regiões metropolitanas nos estados do oeste e no estado do Michigan, onde identificamos em 2018 um grande número de crianças que não receberam as vacinas [24], a maioria, se não todos, se localizava nos estados onde os CAPs antivacinas são ativos. Os casos de sarampo apareceram em 7 dessas 14 regiões em 2019. Por outro lado, há pouco ou nenhum *lobby* ou CAP especificamente comprometido em promover as vacinas.

O terceiro componente do movimento antivacinas é o que chamo de "predação deliberada". Foi Lena Sun, do *Washington Post*, que relatou pela primeira vez a forma como os líderes do movimento antivacinas escolheram deliberadamente como alvo uma comunidade de imigrantes da Somália em Minnesota para fazê-los pensar que as vacinas causavam autismo. Através de encontros abertos e outras ações, o *lobby* antivacinas causou uma queda vertiginosa na cobertura vacinal contra o sarampo, o que resultou em uma terrível epidemia em 2019, com a hospitalização de pelo menos 20 pessoas [21]. Então, em 2019, um grupo predatório de manifestantes antivacinas novamente concentrou suas atividades em um grupo étnico específico, nesse caso uma comunidade de judeus ortodoxos, causando uma das piores epidemias de sarampo dos EUA em décadas – mais de 600 casos resultando em mais de 50 hospitalizações e 18 internações em unidades de terapia intensiva [25]. Seus métodos incluíam inundar a comunidade com panfletos e uma linha telefônica contendo desinformações sobre as vacinas [26], além de organizar encontros abertos. Em Minnesota e em Nova Iorque, o comportamento predatório dos líderes antivacinas manipulou a comunidade local e os líderes religiosos para questionarem a segurança das vacinas e para fazê-los acreditar que as vacinas causavam autismo e outros problemas.

Incrivelmente, suas atividades continuam sem qualquer oposição. Na comunidade de judeus ortodoxos, os líderes antivacinas usaram imagens falsas relacionadas ao Holocausto, incluindo estrelas amarelas, para comparar as vacinas ao Holocausto. Atualmente, eles têm como alvo a comunidade afro-americana no Harlem, em Nova Iorque, e usam uma comparação das vacinas com os famigerados ensaios sobre a sífilis em Tuskegee.

Resistindo

Adoro ser um cientista e fazer parte da comunidade científica. Fico muito orgulhoso ao ver jovens cientistas fazendo apresentações em nossos encontros semanais do laboratório e em nossas conferências nacionais e internacionais. Mesmo que eu seja um cientista desde 1980, quando comecei meu programa de Ph.D na Universidade Rockefeller, ainda sinto uma emoção especial quando um artigo meu é aceito para publicação em um periódico ou quando recebo uma boa avaliação para financiamento de um projeto de pesquisa. Ainda me admiro com a natureza e me sinto abençoado por poder aprender algo novo sobre seus segredos através das descobertas feitas por nossa equipe de dedicados cientistas. Gosto especialmente de orientar jovens cientistas e ver os seus olhos se iluminarem quando discuto suas trajetórias e opções de carreira.

Para mim, a ciência vai além do laboratório e dos limites da academia. Meu pai, Eddie Hotez, era uma pessoa altamente pragmática que serviu no Teatro do Pacífico, durante a Segunda Guerra Mundial, com 19 anos, como um oficial de baixa patente em um navio de guerra em Okinawa, Saipan e nas Filipinas. Ele me ensinou a importância de retribuir e de fazer o bem. Acredito muito na importância das descobertas básicas. Eu devoro artigos sobre ciências biológicas fundamentais nas revistas *PLOS Biology*, *Cell*, *Nature* e *Science* e realmente aprecio a empolgação dos novos achados. Porém, minha formação foi tal que também aspirei a desenvolver novas terapias. Devotei minha vida a transformar as descobertas científicas em novas vacinas e sou realmente grato ao Baylor College of Medicine e ao Texas Children's Hospital por essas oportunidades.

Eddie Hotez também me ensinou a importância de uma boa e nobre luta. Iniciando em 2000, após o lançamento dos Objetivos de Desenvolvimento do Milênio (ODMs), comecei a defender as causas de prover acesso a medicamentos essenciais contra as doenças tropicais negligenciadas (DTNs) para as pessoas mais pobres do mundo e de aumentar a conscientização sobre as DTNs entre os pobres nos EUA. Esses esforços públicos me trouxeram algum sucesso e resultaram em uma ação legislativa no Congresso dos EUA que levou a resultados palpáveis em termos de melhorias na saúde. Será que esforços semelhantes também funcionariam contra o movimento anticiência, que estava trazendo de volta as doenças preveníveis com vacinas? Como um cientista das vacinas e um pediatra horrorizado pelo avanço de um movimento falso antivacinas que está varrendo os EUA e privando as crianças de suas imunizações – tudo por causa de ideologias fajutas –, senti que era fundamental sair do laboratório e participar da batalha mais uma vez.

Em 2016 e 2017, escrevi uma série de artigos para tentar reduzir o impacto do movimento antivacinas no Texas e em nível nacional, antes de escrever meu último livro, sobre Rachel. Em 2018 e 2019, comecei a dar entrevistas com frequência para a rádio e televisão e até participei de *podcasts* importantes, incluindo uma entrevista de 2 horas com Joe Rogan. Porém, o movimento antivacinas continuava a ganhar força e a expandir sua audiência e suas dimensões políticas. Em um artigo de opinião publicado em 2019, no auge da epidemia de sarampo nos EUA, descrevi meu plano de ação em três partes (tendo como alvo os três componentes do movimento antivacinas descritos anteriormente) para enfrentar o movimento antivacinas e restaurar a confiança nas vacinas nos EUA [27].

Um componente fundamental é uma política pública para acabar com as dispensas de vacinas por crenças pessoais. Minha realocação para o Texas em 2011 me ensinou o impacto dos perigosos CAPs antivacinas. De acordo com o Departamento de Serviços de Saúde do Estado do Texas, mais de 60 mil crianças deixam de ter acesso às vacinas porque seus pais acreditam erroneamente que as vacinas são medicamentos perigosos ou que causam autismo. Na verdade, no Texas é comum se referir ao autismo como uma forma de "lesão causada por vacinas". Além disso, existem hoje mais de 300 mil crianças em regime de ensino domiciliar no estado, e não temos ideia de quantas dessas crianças deixaram de receber as vacinas. Assim, é provável que mais de 100 mil crianças estejam atualmente sob risco para sarampo e outras doenças infecciosas graves. O número de dispensas também é elevado em pelo menos outros 17 estados. Na maioria desses estados, há CAPs comprometidos em manter essas dispensas ativas. Precisamos encontrar mecanismos para contra-atacar essas atividades políticas perigosas e acabar com essas dispensas.

Porém, acabar com as dispensas de vacinas não irá conquistar corações e mentes. Assim, paralelamente a isso, devemos fazer algo para combater a campanha de desinformação antivacinas. Em muitos casos, os líderes do movimento antivacinas estão monetizando a internet com a venda de terapias fajutas contra o autismo (incluindo enemas com alvejante) e suplementos nutricionais, livros falsos ou anúncios. Para alcançar esse objetivo, recomendo desmantelar o império midiático antivacinas por meio da retirada do conteúdo do Facebook, da Amazon e de outras redes sociais e *sites* de *e-commerce*. Minha posição sobre o assunto causou uma reação agressiva da comunidade antivacinas, a qual me acusou de violar a Primeira Emenda à Constituição dos EUA ou mesmo de praticar a versão moderna da "queima de livros". Respondo com a afirmação de que Facebook, Amazon e outros *sites* são entidades privadas – e não o governo federal – que têm o direito de selecionar seu conteúdo, da mesma maneira que qualquer outro livreiro. Em uma declaração de 2019 que serve como marco de referência, a Declaração de Salzburgo sobre a Aceitação de Vacinas, um grupo de especialistas em vacinas, incluindo a mim, também reafirmou minha posição [28].

Por fim, acredito que precisamos restaurar um sistema mais robusto de defesa das vacinas nos EUA e na Europa. Nossas agências durante muito tempo deram como certa a suposição de que o público nos EUA e na Europa aceitava as vacinas como tecnologias seguras e salvadoras. Porém, já estamos longe das décadas de 1950 e 1960, quando cientistas como Jonas Salk e Albert Sabin, os descobridores das vacinas contra a poliomielite, foram louvados como heróis. Precisamos reconquistar a crença e a confiança nas vacinas e preparar uma série importante de pronunciamentos públicos que transmitam a ideia da eficácia das vacinas e seu histórico de segurança sem paralelo. Recentemente, o governo australiano anunciou uma campanha de 12 milhões de dólares nesses moldes [29].

No outono de 2019, o movimento antivacinas aumentou seus ataques contra mim e outros cientistas. Eles nos cercaram em uma conferência sobre doenças infecciosas infantis realizada no Sheraton de Nova Iorque, localizado na Times Square, e eu tive que ser escoltado por seguranças até um Uber que me aguardava. Robert F. Kennedy Jr., atualmente um dos líderes mais ativos do movimento antivacinas, lançou um bizarro ataque contra mim em seu Instagram. Ele declarou que, como eu tinha sido financiado pela Fundação Gates durante a década de 2000 para nossa vacina contra ancilóstomos e como tinha recebido um pequeno financiamento de uma *start-up* de biotecnologia na década de 1990 para o desenvolvimento de novos tratamentos contra o câncer, eu deveria ser um "fantoche" pago pela indústria das vacinas, ainda que nós não recebêssemos financiamento e que eu não recebesse qualquer apoio financeiro. Ele chegou a fazer acusações paranoicas sobre

Jonas Salk, declarando que eu considerava Salk um herói (na verdade, essa parte estava correta). Mais tarde, em sua conta do Instagram, ele me chamou de "vilão OG*". Me preocupo com os ataques de Kennedy porque eles podem levar alguns de seus seguidores radicais a realizar novos ataques ou atos de violência. Infelizmente, esse é o resultado de defender a ciência no século XXI. Defender as vacinas passará a ser um aspecto adicional da diplomacia das vacinas.

Globalizando

Também me preocupa que o movimento antivacinas nos EUA e na Europa possa se expandir para além do Hemisfério Norte. Acredito que seja apenas uma questão de tempo até que ele seja globalizado e se espalhe pela África, Ásia e América Latina, onde quedas na cobertura vacinal poderiam ter consequências catastróficas ou mesmo reverter os objetivos de desenvolvimento global [30]. Até agora, as evidências de que isso tenha acontecido não são fortes, mas, em conversas com colegas da área das vacinas em alguns dos grandes países de renda baixa e média, como Bangladesh, Brasil, China, Índia e Nigéria, estou começando a ouvir relatos sobre como as classes mais altas estão copiando os EUA. Afinal, se os EUA exportam a sua música e o seu cinema, por que não fariam o mesmo com a desinformação sobre as vacinas?

Em 2019, a OMS listou a hesitação às vacinas como uma das 10 maiores ameaças à saúde global [31]. Sua preocupação se baseava no avanço súbito do sarampo na América do Norte e na Europa, mas também em grandes e novas epidemias de sarampo que ocorreram em Madagascar e nas Filipinas, até o ponto em que os casos globais de sarampo apresentaram um aumento súbito de 30% [31]. Especialmente preocupante foi o achado da OMS de que algumas nações viam um ressurgimento do sarampo exatamente no momento em que estavam perto de eliminar

---

*N. de T. O termo "OG (*original gangster* ou gângster original) Villain" tem suas origens na cultura afro-americana e se refere a um especialista ou representante *old--school* em determinado assunto.

a doença [31]. Novos relatos indicam que o movimento antivacinas dos EUA teve um papel na promoção da queda nas vacinações em Samoa, em 2019, o que resultou em mais de 80 mortes, com sua imensa maioria ocorrendo em crianças pequenas. Isso ainda passará por uma investigação completa por parte do governo de Samoa.

Outra preocupação é o lento progresso nas imunizações contra o câncer de colo uterino e outras doenças passíveis de prevenção com vacinas. O governo australiano se comprometeu com uma iniciativa para eliminar câncer de colo uterino na próxima década por meio da expansão da imunização com a vacina contra o HPV. Porém, em muitos estados dos EUA e em outras nações, como o Japão, as taxas de vacinação contra o HPV são extremamente baixas. Nessas regiões, uma geração de adolescentes deixará de receber a sua prevenção contra o câncer. Isso acontece por causa de declarações falsas do *lobby* antivacinas de que a vacina contra o HPV causa doenças autoimunes, abortos, eventos tromboembólicos ou, até mesmo, depressão e suicídio em adolescentes. Ao fazer isso, o movimento antivacinas condenará desnecessariamente mulheres ao câncer de colo uterino e homens e mulheres ao câncer de laringe e outros tipos de câncer. Assim, uma das mais recentes frentes de batalha é demonstrar como o movimento antivacinas está bloqueando a introdução desta e de outras vacinas, incluindo as vacinações anuais contra a influenza. Me preocupa que isso possa afetar o progresso de possíveis vacinas contra a Covid-19. A internet e as redes sociais já estão cheias de contas afirmando que o vírus SARS-CoV-2 foi criado em laboratório para a venda de novas vacinas ou que o desenvolvimento de vacinas está sendo acelerado para a imposição de vacinas perigosas em populações desavisadas. Atualmente, há alegações de que eu criei o vírus SARS-CoV-2 com esse propósito ou de que colaborei com Bill Gates em laboratórios secretos. O fato de termos um programa de vacinas contra o coronavírus e aspirar ao desenvolvimento de novas vacinas globais contra a Covid-19 termina por apenas alimentar essas teorias conspiratórias malucas. Também me preocupa que a globalização de um *lobby* antivacinas possa afetar a introdução de outras vacinas urgentemente necessárias contra doenças negligenciadas, como aquelas para a prevenção de malária, dengue ou nossas vacinas contra esquistossomose, ancilostomose e doença de Chagas. Na próxima década, teremos que competir com o movimento antivacinas como um forte e crescente fator que poderia aumentar ainda mais o surgimento de doenças. A anticiência poderia se tornar um fator tão importante como a instabilidade política, a pobreza, a urbanização e as mudanças climáticas. Ela também representa nossa mais recente ameaça à segurança da saúde global.

10
Implementação da diplomacia das vacinas e o avanço da Covid-19

Através da diplomacia das vacinas, novas vacinas contra o cólera e o Ebola se tornaram poderosas ferramentas para a prevenção de doenças em situações de extrema instabilidade política e de conflitos declarados. Na República Democrática do Congo (RDC), acredito que a vacina contra o Ebola tenha evitado uma epidemia e uma catástrofe humana que poderiam facilmente ter superado a da África ocidental em 2014. É provável que a vacina tenha evitado a desestabilização de grande parte do continente africano. Porém, para a maioria das doenças que estão surgindo agora devido a conflitos ou instabilidades políticas, deslocamentos internos, mudanças climáticas e outras forças modernas, ainda não temos vacinas aprovadas. Considero esta uma das prioridades de investimento em saúde mais urgentes, especialmente logo depois de termos aprendido a dura lição de que as vacinas podem abordar tanto o problema da pobreza como o da segurança global. Além disso, a diplomacia das vacinas oferece uma de nossas mais potentes – ainda que muitas vezes ignorada – ferramentas para estabilizar nações e obter a paz.

Desde a década de 1980, me apaixonei pelo assunto e me comprometi com o desenvolvimento de vacinas para as doenças negligenciadas relacionadas à pobreza, em especial as 20 infecções tropicais também conhecidas como doenças tropicais negligenciadas (DTNs). Elas incluem as vacinas contra leishmaniose, doença de Chagas, ancilostomose e esquistossomose, atualmente reconhecidas como as doenças mais comuns entre as pessoas que vivem em condições de pobreza extrema ou restrição de liberdade. Juntas, as DTNs e a malária representam algumas das mais graves ameaças à saúde global. As estimativas mais recentes do Estudo de Carga Global das Doenças indicam que elas matam 720 mil pessoas anualmente, resultando em 62,3 milhões de anos vividos com incapacidade [1,2]. As doenças negligenciadas surgem a partir da instabilidade política, e elas próprias desestabilizam as populações devido a suas características incapacitantes em longo prazo. Outra importante ameaça à saúde global é a tuberculose, talvez representando a principal doença infecciosa que isoladamente mata mais pessoas globalmente. Até o momento, não há vacina aprovada disponível para malária, tuberculose ou para qualquer DTN de etiologia parasitária. As únicas vacinas contra DTNs aprovadas são aquelas contra dengue e raiva.

Há grandes desafios científicos para o desenvolvimento de novas vacinas para as doenças negligenciadas. Entre eles, está a identificação de alvos adequados para o desenvolvimento de uma vacina. Por exemplo, o genoma de um parasita como o tripanossoma, o esquistossomo ou o ancilóstomo é mais ou menos do tamanho do genoma humano. Os parasitas são organismos eucarióticos complexos, e a análise minuciosa de seus genomas com a separação gradual de todos os possíveis candidatos a produtos de genes até chegar a alguns poucos pode ser uma tarefa muito difícil. Junto com o Dr. Kamal Rawal da Universidade Amity, na Índia, estamos aplicando a tecnologia de aprendizagem de máquina (*machine-learning*) para ajudar nessa abordagem. Outro obstáculo é o problema de desenvolver processos industriais para a produção de grandes quantidades da vacina, além dos testes pré-clínicos das vacinas em animais de laboratório e as dificuldades de regulamentação e segurança necessárias para a transição bem-sucedida de vacinas recém-descobertas para a prática clínica.

Apesar dessas dificuldades, o Centro de Desenvolvimento de Vacinas do Texas Children's Hospital (coliderado pela Dra. Maria Elena Bottazzi e por mim) desenvolveu vacinas contra a ancilostomose e a esquistossomose, atualmente em ensaios clínicos na África e no Brasil. Também esperamos que uma nova vacina contra a doença de Chagas e uma vacina contra a Covid-19 entrem logo na fase de testes clínicos. Porém, o problema que enfrentamos é que, após quatro décadas de desenvolvimento das novas vacinas contra DTNs e do seu avanço até a fase de testes clínicos, finalizamos apenas a primeira etapa. Agora enfrentamos a tarefa ainda mais difícil de chegar aos estágios finais desenvolvimento clínico e do produto, o que poderá levar à aprovação de nossas vacinas.

Chegar até o fim da linha na aprovação das vacinas exigirá que tenhamos sucesso em duas frentes. Primeiro, precisamos desenvolver um modelo de negócio que nos ajude a navegar pelos custos e complexidades dos ensaios clínicos essenciais exigidos pela Agência Reguladora de Medicamentos (Food and Drug Administration, FDA) dos Estados Unidos (EUA) ou por outras agências reguladoras nacionais para a aprovação. Porém, não existe um caminho definido para avançar com as vacinas contra doenças negligenciadas através dessas etapas no setor sem fins lucrativos. Assim, precisamos com urgência de inovações na esfera dos negócios. Costumo explicar às pessoas mais jovens interessadas em uma carreira em saúde global a relevância e a importância de buscar treinamento acadêmico na área de negócios como uma interessante opção nessa carreira. Estou convencido de haver um modelo de negócios viável (mas ainda não descoberto) e sustentável para as vacinas contra doenças negligenciadas. Paralelamente, precisaremos de um programa de diplomacia das vacinas para realizar parcerias com nações importantes, em especial aqueles países com doenças endêmicas. Nossas vacinas não chegarão até as pessoas que delas precisam sem a diplomacia das vacinas.

Coalizão para Inovações em Preparação para Epidemias (CEPI)

Desde o lançamento dos Objetivos de Desenvolvimento do Milênio (ODMs), formuladores de políticas globais e companhias farmacêuticas multinacionais têm tentado descobrir como desenvolver, aprovar e produzir em grande escala as intervenções para as doenças negligenciadas relacionadas à pobreza. Em comparação com outros produtos farmacêuticos, as vacinas são especialmente problemáticas por causa dos altos custos e do horizonte de longo prazo necessário para desenvolver essas biotecnologias, incluindo os anos ou décadas necessários para os testes clínicos a fim de garantir sua segurança e eficácia. Por exemplo, comecei a trabalhar no desenvolvimento da primeira vacina humana contra ancilóstomos como estudante de Ph.D M.D. na Universidade Rockefeller na década de 1980 – e apenas agora estamos entrando na fase 2 dos ensaios clínicos. Da mesma forma, nossa vacina contra a esquistossomose está agora completando os ensaios clínicos de fase 1 para segurança após termos começado o projeto no início da década de 2000, enquanto nosso programa de desenvolvimento da vacina contra a doença de Chagas está entrando em sua segunda década. Esses horizontes de longo prazo, juntamente com os investimentos financeiros necessários para apoiar a ciência e os estudos de segurança para a aprovação, além da ausência de um mercado comercial promissor – considerando serem doenças das pessoas mais pobres do mundo –, significam que o objetivo de aprovação das vacinas contra doenças negligenciadas é muito complicado.

A ausência de um modelo de negócios sustentável para as vacinas contra as doenças negligenciadas ganhou espaço na mídia durante a epidemia pelo vírus Ebola no oeste da África em 2014, quando estávamos desesperados para ter à mão uma vacina como ferramenta fundamental de combate à doença. Foi apenas após o governo Obama investir mais de 100 milhões de dólares através do Departamento de Desenvolvimento e Pesquisa Avançada em Biomedicina [3] que as principais companhias farmacêuticas aprovaram as tecnologias disponíveis e começaram a aumentar a produção de vários protótipos diferentes de vacinas para testes clínicos. Por fim, a vacina rVSV-ZEBOV da Merck & Company começou a se mostrar mais promissora em termos de eficácia no início de 2015, mas apenas depois de 11 mil pessoas terem morrido na Guiné, Libéria e Serra Leoa.

Os formuladores das políticas globais apropriadamente perceberam que o "modo habitual de fazer negócios" não seria adequado para o desenvolvimento das vacinas salvadoras necessárias para o combate de doenças como a infecção pelo vírus Ebola, sendo de fundamental importância a identificação de novos mecanismos. O Fórum Econômico Mundial, em Davos, ofereceu uma solução. A Fundação Gates, o Wellcome Trust e vários líderes de governos da Noruega, da Índia e de outros países se encontraram em Davos, primeiro em 2016 e, depois, em 2017, cada um deles contribuindo para um fundo global para o desenvolvimento e inovação em vacinas. Eu não estava presente em Davos, mas aquelas deliberações e discussões criaram uma nova organização conhecida como CEPI – a Coalizão para Inovações em Preparação para Epidemias.

Sediada em Oslo e em Londres, a CEPI é uma parceria entre "organizações públicas, privadas, filantrópicas e da sociedade civil" [4] que tenta acelerar projetos de novas vacinas que as principais companhias farmacêuticas normalmente não levariam adiante. Seu objetivo era arrecadar mais de 2 bilhões de dólares para criar um fundo visando incentivar novos atores a entrar no campo das vacinas para doenças negligenciadas. Por fim, ela arrecadou cerca de um terço dessa quantia, mas ainda assim era suficiente para um começo ambicioso.

Sou um apoiador da CEPI e a considero como uma companheira em nossa jornada para o desenvolvimento de vacinas contra doenças negligenciadas. Como o nosso Centro de Desenvolvimento de Vacinas do Texas Children's Hospital, a Coalizão está explorando a inovação em ciência e em modelos de negócio. Ao mesmo tempo, acredito que a abordagem da CEPI possa se beneficiar com alguns refinamentos enquanto ela evolui. A seu favor, a Coalizão faz uma colaboração com a Organização Mundial da Saúde (OMS) para a identificação de doenças que sejam alvos importantes, incluindo aquelas que ela financiaria durante os primeiros anos de operação. Porém, em vez de se concentrar nas condições mais comuns que surgem por causa das modernas forças do Antropoceno, em especial aquelas que ameaçam a África, a Ásia e a América Latina, a CEPI se concentra principalmente em alvos percebidos como ameaças pandêmicas, em especial aquelas ameaças potenciais para a América do Norte, a Europa e o Japão. Isso não significa que as novas vacinas para doenças selecionadas – febre de Lassa, infecção pelo coronavírus da síndrome respiratória do Oriente Médio (MERS) e infecção pelo vírus Nipah – não afetem as pessoas que vivem na pobreza; elas certamente o fazem. Porém, há muita ênfase em doenças que ameaçam as lideranças ocidentais, agora certamente incluindo a Covid-19. A CEPI ignora em grande medida a elevada prevalência das doenças negligenciadas que atualmente dizimam os pobres do mundo. Isso significa que a nossa organização e outras organizações do mesmo tipo ainda estão, em grande medida, sozinhas nessa batalha.

Um caminho alternativo

Atualmente, a maioria das vacinas contra as doenças negligenciadas no mundo todo estão avançando pelo caminho de desenvolvimento do produto, testes clínicos e, por fim, aprovação por uma agência reguladora nacional como a FDA através de organizações conhecidas como Parcerias para o Desenvolvimento Produtivo (PDPs). As PDPs são organizações sem fins lucrativos, mas utilizam as práticas da indústria para gerarem produtos "antipobreza" para doenças negligenciadas, como medicamentos, testes diagnósticos, vacinas ou novas tecnologias para controle de vetores [5]. Atualmente, é provável que as PDPs mais conhecidas sejam a Iniciativa de Medicamentos para Doenças Negligenciadas e o Programa para Tecnologias Apropriadas em Saúde, conhecido hoje simplesmente como PATH.

O PATH é de longe a maior entre as PDPs de vacinas, e, pelo suporte da Fundação Gates, ele iniciou há mais de uma década uma parceria com a gigante farmacêutica multinacional GlaxoSmithKline para o desenvolvimento da vacina contra malária Mosquirix [6]. Essa vacina foi primeiramente desenvolvida no Walter Reed Army Institute of Research. Agora, através da parceria PATH-GlaxoSmithKline, a Mosquirix completou os ensaios clínicos de fase 3, os quais são também conhecidos como os estudos "essenciais" para determinar sua eficácia na prevenção da malária, e, com base nesses estudos, a vacina foi aprovada para uso em crianças pela Agência Europeia de Medicamentos – o equivalente da FDA na Europa. A vacina está atualmente sendo introduzida nos países africanos de Gana, Quênia e Malawi [6]. A introdução da vacina é um processo que permite a avaliação do seu desempenho em cenários da vida real e que demonstrariam a maneira como ela protegeria as crianças da África nos próximos anos. Da mesma forma, a GlaxoSmithKline também está avançando uma nova vacina contra a tuberculose em parceria com uma PDP dedicada a vacinas contra a tuberculose conhecida como Aeras, embora a Aeras tenha recentemente se fundido com a PDP Iniciativa Internacional para a Vacina da Aids [6].

A solução de importantes ameaças à saúde pública, como a malária, pode ser muito importante para o ânimo dos funcionários da

GlaxoSmithKline, ao mesmo tempo em que promove o orgulho em relação à companhia e o espírito de equipe. Porém, também há uma razão prática: as vacinas para a prevenção de vírus da imunodeficiência humana (HIV)/Aids, tuberculose e malária têm "duplo uso" no sentido de que elas têm como alvo primariamente o mercado de países em desenvolvimento, o qual é extremamente modesto, mas elas também têm algum potencial comercial para a América do Norte, Europa e Japão, os mercados tradicionais das grandes companhias farmacêuticas. Por essa razão, foi um pouco mais fácil incentivar uma multinacional gigante como a GlaxoSmithKline a trabalhar com PDPs e com a Fundação Gates para o desenvolvimento dessas vacinas contra doenças negligenciadas. Porém, para doenças como a ancilostomose, a esquistossomose, a leishmaniose e a doença de Chagas, as quais afetam exclusivamente pessoas que vivem na pobreza extrema, tem sido mais difícil obter parcerias com as indústrias multinacionais. Em vez disso, até o momento, as vacinas contra essas doenças têm sido um propósito exclusivo de algumas poucas PDPs sem fins lucrativos, como a nossa organização no Texas, o PATH, o Instituto de Pesquisa de Doenças Infecciosas (também baseado em Seattle) ou o Instituto Internacional de Vacinas, baseado em Seul, na Coreia do Sul.

Parcerias para a diplomacia das vacinas

A missão primária das PDPs de vacinas é acelerar o desenvolvimento de vacinas contra doenças negligenciadas. Porém, também há possíveis benefícios colaterais. Embora isso geralmente não seja considerado como parte de seu propósito original, as PDPs são bem organizadas para a diplomacia das vacinas. Por exemplo, como uma organização sem fins lucrativos, é possível convidar pesquisadores estrangeiros para nossos laboratórios com o propósito de treinamento no desenvolvimento de vacinas, algo que não é comumente feito em empresas de biotecnologias ou companhias farmacêuticas multinacionais. Nosso Centro de Desenvolvimento de Vacinas do Texas Children's Hospital regularmente hospeda cientistas do mundo todo para orientá-los em todos os aspectos do desenvolvimento de vacinas, incluindo o desenvolvimento dos processos de fermentação e escalonamento, solicitação de aprovação de novas drogas experimentais junto à FDA, testes de estabilidade, documentação e estágios iniciais de testes clínicos. Além disso, como nossa PDP está dentro de um centro de saúde acadêmico, temos uma tradição no treinamento de cientistas de doutorado e pós-doutorado. Dessa forma, colaboramos com universidades e instituições de pesquisa do Brasil, Malásia, México e Arábia Saudita com o propósito de treinamento no desenvolvimento de novas vacinas.

Nossa ligação saudita é especialmente interessante porque evoluiu, em parte, após o meu período como enviado científico dos EUA. Como ficou aparente que as doenças que surgiam em áreas de conflito na Península Arábica ameaçavam a segurança da saúde do Reino da Arábia Saudita, pude trabalhar com as lideranças sauditas e iniciar atividades ligadas à diplomacia da ciência das vacinas. Começamos pela colaboração científica com suas instituições acadêmicas, incluindo a Universidade King Saud, com um objetivo amplo de ligar esses esforços a uma indústria de biotecnologia que estava nascendo naquele país.

Para a Arábia Saudita, a diplomacia da ciência das vacinas serve a múltiplos propósitos. Primeiro, há uma necessidade urgente de novas vacinas para a proteção de seus cidadãos contra doenças que surgem nas zonas de conflito, como a leishmaniose, a esquistossomose e a infecção pelo coronavírus da MERS [7]. Além disso, é improvável que as principais indústrias farmacêuticas multinacionais tenham interesse de longo prazo no desenvolvimento dessas vacinas, considerando que seus mercados comerciais são modestos ou quase inexistentes. Assim, é fundamental que os sauditas sejam proprietários de sua capacidade de desenvolvimento de vacinas para garantir a prevenção de doenças que podem ameaçar a sua própria população. Em outras palavras, o desenvolvimento dessas vacinas é vital para a segurança do país. Segundo, como parte da visão econômica de longo prazo da Arábia Saudita, também conhecida como *Saudi Vision 2030*, é fundamental para o país diversificar sua economia e se tornar menos dependente de petróleo, gás e outros combustíveis fósseis. A biotecnologia pode ajudar nessa diversificação econômica, ao mesmo tempo que oferece o urgentemente necessário crescimento do número de empregos na área da alta tecnologia.

Por fim, como sede das duas mesquitas sagradas em Meca e Medina, a Arábia Saudita se percebe como o centro do mundo islâmico, de modo que poderia um dia se tornar o maior produtor de vacinas halal para as nações da Organização para a Cooperação Islâmica.

A diplomacia da ciência das vacinas é uma empreitada de longo prazo. O desenvolvimento e testagem de uma vacina normalmente exigem entre uma e duas décadas de trabalho para garantir a sua segurança e eficácia. Assim, embarcar em programas de biotecnologia relacionada a vacinas exige uma visão e uma compreensão singulares de horizontes de tempo. Nós simplesmente teremos que aguardar e ver se o Reino da Arábia Saudita realmente se compromete com a longa empreitada. Também será interessante ver se a Arábia Saudita pode aprender a colaborar e formar parcerias com outras nações do Oriente Médio. Neste momento, o desenvolvimento de vacinas é extremamente limitado. O Irã, por meio de seu Instituto Pasteur e do Instituto Razi de Soros e Vacinas, produz algumas vacinas. Será que a Arábia Saudita e o Irã poderiam algum dia considerar uma verdadeira colaboração diplomática relacionada a vacinas? Poderia isso ajudar a acalmar as tensões entre sunitas e xiitas ou os conflitos substitutivos no Oriente Médio e na Ásia Central? Israel também hospeda uma indústria de biotecnologia sofisticada com alguma capacidade limitada para a produção de vacinas. Poderíamos imaginar que algum dia haverá uma iniciativa conjunta entre Arábia Saudita e Israel na ciência das vacinas? Esta declaração de Nelson Mandela parece relevante aqui: "as coisas sempre parecem impossíveis até que sejam feitas". Comecei a explorar esses temas ambiciosos com enviado científico dos EUA e mantenho essas aspirações em meu novo posto como membro do quadro de diretores da Fundação Binacional de Ciência EUA-Israel. Essa organização foi fundada em 1972 como um acordo bilateral para a promoção da diplomacia e da cooperação científica.

Fora do Oriente Médio, há muitas outras rotas promissoras para a diplomacia da ciência das vacinas. Por exemplo, estamos explorando algumas oportunidades muito animadoras na Índia, onde há uma capacidade substancial para a produção de vacinas por meio de organizações como o Instituto de Soros da Índia (Pune) e o Biological E (Hyderabad). Considerando os sucessos anteriores da diplomacia das vacinas entre americanos e soviéticos, poderiam os EUA mais uma vez buscar iniciativas conjuntas com os russos? Acredito que uma iniciativa EUA-Rússia poderia ser um empreendimento com sucesso garantido para ambos os lados [8]. Nas últimas décadas, os russos ficaram aquém das expectativas em termos de sua capacidade de produzir suas próprias vacinas, em especial as vacinas novas. Ainda assim, considerando sua expansão geográfica ao longo da Europa, Ásia Central e Extremo Oriente, a Rússia permanece altamente vulnerável à importação de novas doenças, variando desde infecções helmínticas, como a opistorquíase, até a infecção pelo vírus do Nilo Ocidental, a leishmaniose e a tuberculose resistente a múltiplos fármacos, apenas para citar algumas [8]. Por sua vez, os EUA também se beneficiariam com as vacinas contra essas doenças, além de melhorar os laços diplomáticos com a Rússia.

Outro exemplo inclui a América Latina. Brasil, Cuba e, em alguma medida, Argentina e México, têm níveis diferentes de capacidade de desenvolvimento de vacinas [9]. De fato, nossa abordagem original para o desenvolvimento de vacinas se concentrou em uma ligação profunda com os dois principais fabricantes de vacina do setor público do Brasil: a Fundação Oswaldo Cruz (Fiocruz) e o Instituto Butantan. Por mais de uma década, visitei o Brasil regularmente para trabalhar no desenvolvimento conjunto de vacinas com essas instituições, tendo algum sucesso no caso de nossas vacinas para o combate das infecções parasitárias intestinais. Uma das principais razões para esse programa ter avançado foi a relação pessoal que desenvolvi com dois líderes carismáticos na Fiocruz e no Butantan, os Drs. Akira Homma e Isaias Raw, respectivamente. Em grande medida, essas duas pessoas construíram a capacidade de desenvolvimento de vacinas no Brasil com base em um sistema que garantia tanto o controle de qualidade como a segurança. Porém, devido à idade e a outras considerações, eles acabaram abandonando seus cargos de liderança. Ao mesmo tempo, o Brasil experimentou crises econômicas e atrasos significativos no financiamento científico do setor público durante o governo da Presidenta Dilma Roussef, bem como após a sua destituição.

Com essa combinação de fatores, nossa colaboração produtiva de uma década com os brasileiros na diplomacia das vacinas sofreu muito.

Embora estejamos continuando a realização de ensaios clínicos junto com a Fiocruz e a Universidade Federal de Minas Gerais, nossa capacidade de avançar até um nível mais significativo de diplomacia das vacinas e, por fim, obter a aprovação das vacinas tem sido decepcionante. Porém, espero que nossa colaboração ainda possa ser renovada e revigorada. Enquanto isso, estamos atualmente criando novos laços na América Latina em países como o Panamá, ao mesmo tempo em que estabelecemos no México um consórcio de instituições focadas em nossa vacina terapêutica contra a doença de Chagas. A doença de Chagas é uma das DTNs mais comuns entre as populações pobres da América Latina. Através de uma parceria com a Fundación Carlos Slim, esperamos avançar no desenvolvimento de vacinas no México, evitando as armadilhas que dificultaram ou impediram nosso progresso no Brasil. Para nós, tem sido uma honra trabalhar com Roberto Tapia-Conyer, que lidera a Fundación Slim, e seu assistente, Miguel Betancourt, juntamente com vários membros da família Slim, incluindo Marco Antonio Slim Domit. A família Slim tem um profundo comprometimento e uma paixão pela biotecnologia na região, e eles são ao mesmo tempo engajados e acessíveis. Acreditamos que isso possa representar um modelo inovador para o avanço de novas biotecnologias para as pessoas mais pobres na América Latina.

Delineando um mapa para as vacinas do Antropoceno

A Fiocruz e o Instituto Butantan pertencem a um grupo inovador de fabricantes de vacinas conhecido como a Rede de Produtores de Vacinas dos Países em Desenvolvimento (DCVMN). A DCVMN é uma aliança de 50 fabricantes de vacinas com ou sem fins lucrativos que trabalham para garantir que as populações de países com poucos recursos tenham acesso a vacinas de alta qualidade com preços acessíveis [10]. Eles se encontram anualmente para a troca de experiências sobre as melhores práticas. No total, os membros da DCVMN produzem cerca de 200 produtos biológicos e vacinas diferentes, entre as quais cerca de 40 pré-qualificadas pela OMS [10]. A pré-qualificação pela OMS ajuda a certificar a qualidade de um produto, permitindo que os fabricantes da DCVMN exportem suas vacinas para outros países [10]. Um ponto importante em relação à DCVMN é que ela representa um conjunto de organizações com graus diferentes de independência em relação às principais indústrias farmacêuticas multinacionais e, assim, com algum grau de autonomia em termos de desenvolver vacinas para a prevenção de doenças de importância regional. Um ponto fraco da DCVMN é que seus membros não produzem muitas vacinas novas nem vacinas para as novas infecções emergentes. Em vez disso, elas costumam se concentrar na reprodução de práticas industriais estabelecidas e em procedimentos para derivados de produtos vacinais. Porém, essa situação está rapidamente mudando, e nossa PDP e algumas outras PDPs estão trabalhando com organizações da DCVMN para construir a capacidade para a produção de novas vacinas.

O encanto das parcerias entre PDPs e DCVMN é que elas não dependem das indústrias farmacêuticas multinacionais, as quais entram ou saem desse espaço conforme a liderança coorporativa. Dessa forma, essas colaborações representam um possível caminho autônomo para a diplomacia das vacinas e a inovação científica. Porém, o portfólio de produtos e o horizonte de novas vacinas para doenças emergentes e negligenciadas que surgem por forças do Antropoceno são, até o momento, muito modestos e devem ser expandidos com urgência. Muitos dos membros da DCVMN operam com margens estreitas e não conseguem investir a quantia necessária para o desenvolvimento de novas vacinas, mesmo que as doenças prevenidas por elas representem importantes ameaças para a segurança da saúde em um determinado país. O baixo retorno esperado para os investimentos também são uma barreira. Por essa razão, os governos das nações que hospedam organizações que fazem parte da DCVMN devem ter um papel mais importante em termos de investimentos públicos para essas vacinas. Muitos desses países, como Argentina, Brasil, China, Índia, Indonésia, México, Arábia Saudita e África do Sul, fazem parte do G20 com economias grandes e robustas, apesar de sofrerem com altas taxas de prevalência de doenças negligenciadas relacionadas à pobreza e DTNs.

Um possível mapa para as vacinas do Antropoceno pode acompanhar as seguintes linhas gerais: uma organização de vacinas da DCVMN faz um acordo de colaboração com uma das PDPs de vacinas e um governo nacional de um dos países do G20, possivelmente através de um ministério da saúde ou da ciência e tecnologia, para o desenvolvimento e produção de uma nova vacina para uma doença emergente ou negligenciada. Esse país, por sua vez, elabora um esforço de diplomacia das vacinas para colaborar com cientistas de outro país. Por exemplo, nosso centro de vacinas poderia colaborar com acadêmicos e instituições industriais sauditas para o desenvolvimento de uma vacina contra a leishmaniose, com o apoio do governo saudita ou de sua principal organização de pesquisa, conhecida como Universidade de Ciência e Tecnologia de King Abdulaziz. Por sua vez, esse consórcio saudita poderia iniciar colaborações conjuntas com outros países do Oriente Médio onde a leishmaniose é endêmica, como o Líbano, a Turquia ou a Jordânia, ou até empreender uma iniciativa ainda mais ambiciosa com o Irã ou Israel.

Outro caminho para a inovação se baseia na criação de fundos globais de tecnologia em saúde a partir das nações do G20. O Japão e a Coreia do Sul optaram por essa abordagem, com a limitação de envolver apenas instituições acadêmicas e companhias de biociências nativas. Este é um modelo ainda relativamente novo e auxiliado pelo cofinanciamento da Fundação Gates. Colaborei recentemente com o quadro de diretores do fundo sul-coreano, e é importante acompanhar a evolução dessa abordagem. Considerando os nossos achados em relação à carga disseminada, mas muitas vezes oculta, das doenças negligenciadas entre os países do G20, gostaria de ver essas nações desenvolvendo fundos de inovação semelhantes para incentivar as tecnologias de saúde globais. Também acredito que isso representa uma contribuição importante da Fundação Gates para garantir abordagens de inovação sustentáveis.

Além das nações do G20, também há muitos países pobres que apresentam potencial científico para desenvolver ou até produzir de fato tecnologias nucleares [11]. Isso inclui o Irã, a Coreia do Norte, o Paquistão e, possivelmente, outros. Ainda existe uma oportunidade extraordinária para que essas nações redirecionem suas capacidades científicas para o desenvolvimento de vacinas contra doenças negligenciadas. Penso que, se uma nação tem o fluxo de investimentos e a capacidade científica suficientes para desenvolver armas e tecnologias nucleares, ela quase certamente pode fazer vacinas. Acredito que esse redirecionamento representaria a expressão máxima da diplomacia da ciência das vacinas. Mais uma vez, considerando que os EUA e a União Soviética audaciosamente colocaram de lado suas ideologias há algumas décadas para desenvolver e administrar as vacinas contra a poliomielite e a varíola, devemos pensar fortemente nessa questão.

Covid-19 e a diplomacia das vacinas

As grandes epidemias de coronavírus se tornaram uma importante nova ameaça no século XXI. Anteriormente, as infecções humanas por coronavírus eram consideradas causas moderadamente importantes de infecções do trato respiratório superior – dor de garganta, tosse e sintomas de resfriado que algumas vezes resultavam em quadros mais graves no trato respiratório inferior, como pneumonias. Então, em 2003, uma epidemia devastadora de síndrome respiratória aguda grave (SARS) surgiu no sul da China e se espalhou para Toronto, no Canadá, causando por fim mais de 8 mil casos com uma taxa de mortalidade de 10%. Entre as pessoas mais velhas, a mortalidade foi de quase 50%. O mundo foi pego de surpresa por esse novo patógeno viral, o SARS-CoV, levando a OMS e muitos países a adotarem um novo Regimento Sanitário Internacional (RSI [2005]) (2005) e a Agenda Global de Segurança na Saúde. Depois, em 2012, a MERS surgiu na Península Arábica e causou epidemias graves na Arábia Saudita e na Coreia do Sul. Essas duas epidemias de coronavírus geraram um amplo alerta de que os coronavírus são ameaças pandêmicas graves. Eles não apenas são vírus respiratórios altamente transmissíveis, mas, além disso, causam uma devastação particular em hospitais e entre profissionais de saúde. Tanto a SARS como a MERS resultaram em infecções hospitalares graves e foram associadas a altas taxas de infecção entre médicos e enfermeiros.

A SARS vitimou meu colega, o Dr. Carlo Urbani, um médico italiano que investigava a epidemia no Vietnã para a OMS. Carlo foi um importante médico e cientista de saúde pública que trabalhava no controle de infecções parasitárias helmínticas – fomos companheiros de viagem na construção de um modelo para as DTNs no início da década de 2000.

A vacina contra o SARS-CoV

Nosso grupo de pesquisa se concentra principalmente em infecções parasitárias negligenciadas, como a esquistossomose, a leishmaniose e a doença de Chagas, mas, em 2010, fomos apresentados por minha colega do New York Blood Center, a Dra. Sara Lustigman, a um importante grupo de pesquisas sobre os vírus da SARS e da MERS, liderado na época pelo Dr. Shibo Jiang e pela Dra. Lanying Du. Desde o surgimento da SARS, eles têm trabalhado no desenvolvimento de uma vacina e na solução de um problema complexo nessa área. As vacinas iniciais contra a SARS, compostas de vírus inativados – semelhantes à vacina de Salk contra a poliomielite – ou de versões modificadas do vírus da varíola com expressão de antígenos da SARS, não eram muito efetivas. Na verdade, elas algumas vezes deixavam os animais de laboratório mais doentes após serem infectados pelo SARS-CoV, um fenômeno conhecido como intensificação imunológica. O mecanismo exato ainda não é bem compreendido, mas parece envolver infiltrados celulares nos pulmões ou fígado após a indução de um tipo específico de imunidade, algumas vezes chamada de resposta Th17. A preocupação era de que a intensificação imunológica pudesse ser um importante obstáculo ao desenvolvimento de uma vacina humana. Na verdade, durante a década de 1960, pesquisadores no National Institutes of Health (NIH) e no Children's Hospital of D.C. (atualmente Children's National Medical Center) estavam conduzindo ensaios clínicos sobre uma vacina para prevenção de um importante vírus respiratório infantil, o vírus sincicial respiratório (VSR). Sua vacina contra o VSR era feita de vírus inativado, sendo demonstrado que muitas crianças acabavam tendo evolução pior após serem expostas à infecção na comunidade; é possível que tenha havido duas mortes no grupo vacinado [12]. Essa experiência diminuiu por décadas o entusiasmo para o desenvolvimento de vacinas contra o VSR e outros vírus respiratórios semelhantes, embora atualmente a Fundação Gates esteja buscando abordagens novas e inovadoras para esse importante patógeno viral global.

Juntos, Shibo e Lanying descobriram que se eles usassem apenas um pequeno pedaço da proteína da espícula externa, a qual se liga aos receptores encontrados em pulmões humanos, em vez de usar o vírus total ou vetores virais com expressão de antígenos da SARS, eles poderiam evitar o problema da intensificação imunológica. As vacinas que usavam esse pedaço da proteína conhecido como "domínio de ligação ao receptor" induziam imunidade protetora em animais de laboratório, ao mesmo tempo minimizando ou evitando a intensificação imunológica [13]. Em 2011, solicitamos o apoio do NIH e recebemos uma verba substancial para escalonar a produção do antígeno do domínio de ligação ao receptor da SARS como forma de desenvolver uma vacina [14,15]. Isso evoluiu para uma parceria entre o New York Blood Center, o Laboratório Nacional de Galveston e o nosso grupo no Baylor e no Centro de Desenvolvimento de Vacinas do Texas Children's Hospital, acabando por resultar na manufatura final do antígeno em colaboração com o Walter Reed Army Institute of Research, o qual já tinha produzido várias de nossas outras vacinas.

Porém, na época em que a nossa vacina estava sendo manufaturada, em 2016, não havia muito entusiasmo para acelerá-la até a fase de testes clínicos. A doença tinha desaparecido. Os casos de SARS não eram mais relatados, e não conseguimos persuadir os possíveis doadores ou parceiros da indústria de que essa era uma vacina que valia a pena o esforço de estocar para uso posterior. Foi uma grande fonte de frustração e tristeza para o nosso grupo. Estávamos entusiasmados com o desempenho da vacina em animais de laboratório – ela era altamente protetora contra a infecção pelo SARS-CoV e parecia segura em termos de reduzir a intensificação imunológica –, especialmente quando a vacina era formulada com um adjuvante à base de alumínio. O alumínio era comumente utilizado como adjuvante (substância acrescentada a uma vacina para potencializar a resposta imunológica a um antígeno) no mundo todo, como, por exemplo, na vacina contra o HPV para a prevenção de câncer de colo uterino e outros cânceres e na vacina combinada contra difteria, coqueluche e tétano.

Outra vantagem de nossa vacina é ela ser feita como uma vacina de proteína recombinante expressa em leveduras. Tal informação é relevante por duas razões: primeiro, há precedentes para uma vacina recombinante feita em leveduras, como a vacina da hepatite B; e, segundo, ela poderia ser feita a um custo muito baixo e, assim, seria acessível para a maioria dos países de renda baixa e média. Porém, sem suporte adicional, tivemos que em grande medida engavetar o projeto. Felizmente, a Dra. Bottazzi, minha parceira científica durante 20 anos e atualmente coordenadora do Centro de Desenvolvimento de Vacinas do Texas Children's Hospital, teve a sabedoria de manter um programa de testagem de estabilidade para a vacina contra a SARS. Isso significava que poderíamos determinar se nossa vacina permanecia estável no caso de encontrarmos suporte para avançar até a fase de testes clínicos.

A vacina contra o SARS-CoV-2

Felizmente, nossa vacina contra o SARS-CoV permaneceu estável desde a sua manufatura em 2016, e a tecnologia usada para produzi-la pode encontrar um novo uso. Quando uma nova infecção por coronavírus, atualmente conhecida como Covid-19, surgiu na cidade de Wuhan, na região central da China, no final de 2019, eu imediatamente comecei a observar algumas semelhanças com a SARS. Tanto a SARS como a Covid-19 provavelmente surgiram a partir dos chamados mercados molhados dos centros urbanos chineses. Durante a década de 1990, com um financiamento do NIH, trabalhei extensivamente em Xangai com o Instituto de Doenças Parasitárias, uma ramificação do Centers for Disease Control and Prevention (CDC) chinês. Localizado na antiga legação francesa de Xangai, o instituto estava localizado a poucas quadras de um "mercado molhado" a céu aberto, onde múltiplos animais exóticos eram mantidos em pequenas jaulas. Lembro de me referir a eles como "campos de extermínio", devido à maneira como os vendedores abatiam os animais na frente dos clientes antes de colocá-los em sacolas plásticas.

Infelizmente, aqueles mercados molhados eram o lugar perfeito para a proliferação dos coronavírus que circulavam em morcegos e acabavam infectando animais exóticos como civetas ou pangolins, antes de evoluir rapidamente para a infecção de seres humanos. O novo coronavírus que surgiu nesses mercados molhados começou a infectar a população humana de Wuhan e acabou causando uma epidemia disseminada pelos centros urbanos da região central da China, infectando mais de 80 mil pessoas e causando pelo menos 3 mil mortes. Como a SARS e a MERS, a Covid-19 também infectou um grande número de médicos, enfermeiros e outros profissionais de saúde, com até 1.700 casos e pelo menos cinco mortes na China [16]. Mais tarde, o vírus surgiu na Europa, onde mais de 30 profissionais de saúde morreram [17]. Depois disso, a Covid-19 se espalhou por cidades dos EUA, resultando em grande número de mortes, com profissionais de saúde adoecendo nas cidades de Nova Iorque, New Orleans, Detroit, Chicago, Houston, Miami e Los Angeles.

Nos principais países afetados pela Covid-19, muitas das mais significativas forças do século XXI discutidas neste livro, incluindo guerras, colapso político, mudanças climáticas e anticiência, não desempenharam um papel importante na promoção do surgimento da doença. Porém, aglomerações, urbanização e alta densidade populacional são desencadeantes importantes, especialmente nas cidades da região central da China e em algumas regiões urbanas dos EUA, particularmente na cidade de Nova Iorque. É especialmente problemático praticar distanciamento social em bairros pobres de cidades como New Orleans, onde o diabetes e a hipertensão subjacentes contribuem para altas taxas de letalidade.

À medida que a Covid-19 se espalhava pela China em janeiro de 2020, cientistas chineses começavam a relatar seus estudos sobre o agente causador. Eles costumavam usar um serviço *preprint* gratuito e de acesso livre organizado pelo Laboratório Cold Spring Harbor em Long Island, Nova Iorque, conhecido como Biorxiv e Medrxiv. Apesar do que costuma ser dito – que os chineses não foram transparentes em relação à sua pandemia de Covid-19 –, minha experiência pessoal com seus cientistas é diferente. Durante os meses de janeiro e fevereiro, eu acordava todas as manhãs e revisava as informações mais recentes que chegavam da China. Elas revelaram que o novo agente viral tinha relação próxima ao SARS-CoV, sendo posteriormente chamado de SARS-CoV-2. O SARS-CoV-2 exibia cerca de 80% de semelhança genética com o SARS-CoV e se ligava ao mesmo receptor celular do hospedeiro nos pulmões. Logo ficou aparente que os dois vírus eram suficientemente parecidos, sendo possível que nossos processos de manufatura da vacina contra o SARS-CoV pudessem ser realocados para produzir uma vacina semelhante, mas específica para o SARS-CoV-2. Nossa equipe de cientistas trabalhou horas a fio e muitas vezes sete dias por semana no primeiro semestre de 2020 para que isso acontecesse.

Esses achados deram início a uma atividade intensa, levando-nos a formar uma parceria com o PATH, a maior entre as parcerias para desenvolvimento de produtos sem fins lucrativos, o qual tem extensa experiência na aceleração de novas vacinas para a saúde global. Por exemplo, o PATH ajudou a liderar o desenvolvimento e introdução da vacina para prevenção da infecção por meningococos A (junto com o Instituto de Soros da Índia) e a vacina contra a malária (junto com a GlaxoSmithKline) na África. Como a vacina contra o SARS-CoV-2 é produzida com baixo custo em leveduras, acreditamos que ela tem potencial para servir como a primeira vacina contra a Covid-19 especificamente projetada para nações de renda baixa e média. Em contrapartida, muitas das vacinas que estão sendo aceleradas nos EUA utilizam tecnologias com plataformas inovadoras, mas potencialmente caras. Desenvolvemos o domínio de ligação ao receptor específico para o SARS-CoV-2 e, em agosto de 2020, o licenciamos para a Biological E, um grande produtor de vacinas da DCVMN na Índia. Inicialmente, o Irã era a maior nação de renda média com altos números de casos de Covid-19, mas é esperado que países como Equador, Índia, Filipinas e algumas nações africanas acabem se tornando importantes focos de Covid-19. Já estamos aprendendo sobre a devastação causada pela Covid-19 em algumas das grandes e aglomeradas regiões urbanas desses países. À medida que o SARS-CoV-2 adentra o Hemisfério Sul e o "Sul Global", esperamos que nossa vacina se torne a primeira especificamente projetada como segura e acessível para as pessoas mais pobres do mundo. Ela poderia se tornar a primeira nova vacina importante projetada para as novas megacidades nessas regiões.

Outra mudança inesperada em relação ao surgimento da Covid-19 foi o meu papel de falar à nação sobre os aspectos científicos da doença e sobre uma corrida global para desenvolver vacinas para essa condição. Todos os dias durante o primeiro semestre de 2020, eu falei nas principais redes de televisão por assinatura – CNN, Fox News e MSNBC – sobre os mais recentes avanços científicos conectados com essa doença, além de traçar a evolução da pandemia de Covid-19, especialmente nos EUA. Acredito que eu tenha sido uma das poucas pessoas a falar que tenha aparecido em todos os três canais, pois cada um deles tem suas fortes visões políticas contra ou a favor do Presidente Trump e sobre como a Casa Branca estava lidando com a situação. Trabalhei duro para manter a presença nesses três canais como forma de explicar à nação que a ciência pode e deve transcender a política e que, para provar isso, eu deveria me sentir igualmente confortável discutindo com importantes âncoras do jornalismo de lados opostos do espectro político. Até agora, tive sucesso nessa empreitada e tem sido uma fonte de profunda satisfação pessoal que eu possa conversar com âncoras de alta visibilidade, como Brianna Keilar, Wolf Blitzer, Alisyn Camerota e John Berman (CNN), Nicolle Wallace (MSNBC) e Sandra Smith, Bill Hemmer ou Harris Faulkner (Fox News) durante o dia, e com Anderson Cooper (CNN), Chris Hayes e Lawrence O'Donnell (MSNBC) à noite. O Dr. Sanjay Gupta tem sido especialmente agradável, me estimulando e aconselhando. Além disso, pessoas e organizações como Joe Rogan, Dr. Oz, Alyssa Milano e *The Daily Show* têm sido formidáveis ao me dar a oportunidade de falar para audiências de todo o país.

A visibilidade tem seus próprios desafios, mas acredito que essa atividade é vital. Minha premissa é de que um importante fator para o avanço do movimento anticiência é o fato de os cientistas serem discretos, especialmente nos EUA. Falar à nação sobre ciência em um momento de crise pode trazer benefícios que vão além da Covid-19. Outra dificuldade foi transformar nosso quarto em um estúdio de televisão. Minha esposa, Ann, fez a sua parte, e sou eternamente grato a ela. Ela chegou ao ponto de colar camisetas nas janelas para bloquear a luz solar ofuscante e, de maneira engenhosa, construiu um fundo acadêmico provisório no canto do quarto para me emprestar um ar de respeitabilidade em minhas falas pelo Zoom, Skype ou Cisco em meu novo uniforme de camisa social, gravata-borboleta e calças de moletom. Enquanto isso, durante minhas falas, o gato fica dormindo tranquilamente do outro lado de meu *laptop*, enquanto Ann vai até outro cômodo para me assistir na televisão e depois fazer uma crítica detalhada ou para me manter acordado com café ou chá verde. Como estamos fazendo distanciamento social em casa com nossa filha portadora de necessidades especiais, Rachel, Ann algumas vezes tem que bloquear a porta para evitar que ela entre em nosso quarto durante uma entrevista. Entre as aparições na televisão e outras entrevistas, faço continuamente teleconferências com a Dra. Bottazzi e nossa incrível equipe de cientistas do laboratório, os quais trabalham dia e noite para avançar nossas vacinas contra a Covid-19 até a fase de testes clínicos, ou com possíveis doadores para angariar fundos para apoiar o produto e o desenvolvimento clínico da vacina. Além disso, estou escrevendo artigos sobre a nossa vacina e trabalhando para me manter atualizado com o ritmo acelerado da literatura científica. Em resumo, não há tempo para dormir nessa época de Covid-19.

Evitando o fracasso da diplomacia das vacinas

À medida que trabalhamos intensamente para desenvolver uma vacina de baixo custo contra a Covid-19 para a saúde global, os Estados Unidos lançaram a sua *"Operation Warp Speed"* para acelerar as vacinas usando tecnologias de ponta baseadas em mRNA, DNA e vetores de adenovírus. Minha preocupação é de que essas vacinas possam ser caras demais para os países de renda baixa e média no mundo todo ou que elas não sejam disponibilizadas em alguns casos. Atualmente, a Gavi estabeleceu uma nova iniciativa, Covax, em colaboração com a OMS e a CEPI para abordar essa situação. Enquanto isso, esperamos que nossa vacina de baixo custo seja uma ferramenta útil para o combate da pandemia de Covid-19. Como ela utiliza a mesma tecnologia de fermentação microbiana em leveduras que foi usada para produzir a vacina contra hepatite B em países como Brasil, Cuba, Índia e Indonésia, esperamos que nossa vacina possa ser uma das primeiras especificamente desenvolvida para as pessoas mais pobres do mundo.

11

O Obelisco Quebrado

A diplomacia das vacinas oferece uma abordagem e uma maneira de pensar sobre a solução de um problema urgente. Precisamos com urgência de novas vacinas para combater o retorno ou o surgimento de doenças no Antropoceno. Além das próprias vacinas, a diplomacia das vacinas oferece táticas para lidar com as urgências surgidas a partir da estrutura de cooperação e colaboração científica internacional, especialmente em épocas de conflito e instabilidade política. Trata-se de uma estratégia que foi comprovadamente útil para a construção de pontes durante a Guerra Fria, sendo ainda relevante como medida inovadora para a busca da paz. Desde a década de 1950, a diplomacia das vacinas teve algumas vitórias substanciais em termos de saúde pública, incluindo a erradicação da varíola, a quase eliminação da poliomielite e a prevenção de uma catástrofe de saúde pública relacionada à infecção pelo vírus Ebola. Ela também levou ao desenvolvimento ou refinamento de vacinas para a prevenção dessas doenças. Precisaremos invocar a diplomacia das vacinas para combater a Covid-19.

O maior problema é que, em todos esses quatro casos – varíola, poliomielite, Ebola e Covid-19 –, a comunidade de saúde global teve que responder a uma crise e encontrar uma forma de rapidamente desenvolver, testar, licenciar e distribuir essas vacinas. Poderíamos também implementar um sistema preventivo no qual as nações priorizem a diplomacia das vacinas e rotineiramente a empreguem para melhorar as relações internacionais? A Agenda Global de Segurança na Saúde atualmente não enfatiza o desenvolvimento de vacinas, embora organizações novas, como a Coalizão para Inovações em Preparação para Epidemias (CEPI), e novos fundos de inovação dos governos do Japão e da Coreia do Sul representem etapas promissoras na direção de uma diplomacia global das vacinas. Sou um defensor desses esforços. Porém, também acredito que existe uma oportunidade para um esforço mais abrangente a fim de lidar com as principais doenças negligenciadas relacionadas à pobreza no mundo, ao mesmo tempo em que expandimos a cooperação científica internacional como um elemento central.

A resposta pode ser encontrada em algum lugar do G20. Atualmente, as nações do G20, o qual compreende 19 países e a União Europeia, representam quase 90% da economia global, ainda que hospedem a maior parte das doenças negligenciadas relacionadas à pobreza no mundo, incluindo as doenças tropicais negligenciadas (DTNs). Minha descoberta de que as doenças negligenciadas relacionadas à pobreza estão disseminadas entre as nações do G20 tem relevância. Embora o G20 tenha sido originalmente formado como uma organização de ministros da economia e diretores de bancos centrais, seu escopo de ação foi ampliado a partir da recessão global de 2008, com os líderes do G20 começando a se encontrar anualmente, tendo o encontro mais recente ocorrido em 2019 na cidade de Osaka, no Japão. O objetivo do encontro anual do G20 passou a ser a busca de um consenso em áreas de interesse mútuo e prioridades urgentes, além da produção de declarações oficiais, muitas das quais atualmente vão além da cooperação financeira [1]. Por exemplo, em 2019, o encontro se concentrou em mudanças climáticas, inteligência artificial e empoderamento feminino [1].

Gostaria de ver a diplomacia das vacinas transformada em prioridade em um futuro encontro do G20, com foco em algumas áreas importantes. O primeiro tópico seria o comprometimento de todas as nações do G20 com o combate das doenças negligenciadas. Com base na minha análise dos dados liberados pela Organização Mundial da Saúde (OMS) e pelo Estudo de Carga Global das Doenças, curar e prevenir doenças entre as populações pobres e vulneráveis que vivem entre os ricos no G20 pode eliminar mais de dois terços das doenças negligenciadas no mundo [2]. Pesquisa e desenvolvimento são fundamentais para abordar o problema das doenças negligenciadas globais. Nessa mesma linha, todos os membros do G20 deveriam concordar em estabelecer fundos nacionais de inovação para promover o desenvolvimento de vacinas contra as doenças negligenciadas. Os fundos nacionais de inovação criados pelos governos do Japão e da Coreia do Sul (em colaboração com suas indústrias de biociências indígenas e com a Fundação Gates) representam modelos interessantes, mas precisamos de uma maior participação e de iniciativas semelhantes em todas as nações do G20, em especial nos grandes países de renda média do BRICS (Brasil, Rússia, Índia, China e África do Sul).

A criação de fundos para doenças negligenciadas constituiria uma etapa importante em direção à diplomacia das vacinas, mas esses mecanismos financeiros isoladamente não são uma panaceia. Ainda precisamos de um sistema melhor para promover a cooperação científica internacional. Ao aproveitar os recursos da Rede de Fabricantes de Vacinas dos Países em Desenvolvimento, de outras Parcerias para o Desenvolvimento Produtivo (PDPs) comprometidas com vacinas e da liderança científica das nações do G20 em colaboração com as principais agências especializadas da Organização das Nações Unidas (ONU), podemos criar um ecossistema melhor e eficiente para a diplomacia das vacinas. Levará algum tempo e haverá necessidade de muita reflexão e planejamento para determinar com precisão a maneira como isso deve ser estruturado, mas a liderança científica do G20 criaria uma importante mudança de paradigma e elevaria a diplomacia das vacinas até a altura que ela merece, considerando a sua história moderna. Trabalhei anteriormente com o Programa Especial da OMS para Pesquisa e Treinamento em Doenças Tropicais e com a Organização Mundial de Propriedade Intelectual para evoluir nessa direção, mas o desenvolvimento de um sistema de cooperação desse tipo exige uma maior defesa por parte de quem compreenda a oportunidade e a urgência da diplomacia das vacinas. Outra dimensão é o aspecto da diplomacia das vacinas relacionado aos direitos humanos e o acesso a inovação e imunização – perspectivas que podem prover um gancho fundamental para atrair essa defesa e liderança.

Acesso às vacinas

A dimensão de direitos humanos da diplomacia das vacinas merece mais atenção. Ao defender as vacinas e combater o movimento antivacinas nos Estados Unidos (EUA), busquei a ajuda do Professor Arthur Caplan, da Universidade de Nova Iorque, um dos principais especialistas em bioética nos EUA, para resolver um dilema singular relacionado ao acesso às vacinas. A partir de 2015, em vários estados conservadores dos EUA, como o Texas e outros no oeste americano, o movimento antivacinas começou a se associar à extrema direita do Partido Republicano, também conhecida como *Tea Party*. O movimento *Tea Party* moderno começou em 2009, em parte como resposta ao governo liberal de Obama, concentrando sua atenção no ativismo conservador que buscava uma redução da intervenção do governo e da interferência na vida americana. Ele tem esse nome por causa da *Boston Tea Party* de 1773, um protesto contra os impostos britânicos sobre chás , no qual os colonizadores atacaram três navios britânicos no Porto de Boston e atiraram a carga de chá no mar.

Um dos resultados da guinada do movimento antivacinas à direita em 2015 foi o estabelecimento de um Comitê de Ação Política (CAP) no Texas que apoiava campanhas contra as vacinas. Entre os seus lemas, estavam "liberdade médica", "liberdade de saúde" e "escolha", significando que os pais deveriam decidir o que é melhor para seus filhos, e, se acreditarem que as vacinas causam autismo ou são de alguma forma perigosas, então eles podem optar por não vacinar os filhos. Apelei a Art Caplan porque achei que algo estava errado. Me ocorreu que, na busca por "liberdade" e "escolha", 60 mil crianças ou mais no Texas estavam agora sem o direito fundamental à imunização contra doenças graves ou letais. Como resultado, o estado do Texas e, por fim, muitos outros estados conservadores estavam vulneráveis a grandes epidemias de sarampo e outras doenças preveníveis com vacinas.

Juntos, Caplan e eu escrevemos um artigo demonstrando que a vacinação é, na verdade, um direito fundamental da infância. Argumentamos que "levantando cartazes com os termos 'liberdade médica' e 'escolha', os pais estavam, infelizmente, subjugando o direito de seus filhos a serem protegidos contra doenças por desinformação e medo inadequado" [3]. Em outras palavras, afirmamos que "as crianças estão sendo desnecessariamente colocadas em perigo devido à incapacidade de seguir as evidências científicas estabelecidas em vez de crenças ideológicas ou pessoais" [3]. Da mesma forma que as crianças têm o direito de serem fixadas ao assento do carro ou de usar cintos de segurança em um veículo em movimento, explicamos que elas também têm direito às vacinações.

Como se poderia imaginar, o *lobby* antivacinas no Texas não ficou feliz com nosso artigo nem com minhas opiniões externadas em relação às vacinações como direitos humanos das crianças. Porém, senti que havia um precedente para o meu ponto de vista. Em 1989, a Assembleia Geral da ONU introduziu um tratado importante conhecido como Convenção sobre os Direitos da Criança, o qual, entre outras coisas, reconhecia o direito das crianças à saúde e à atenção primária. Caplan e eu defendemos que o acesso às vacinas e aos programas de vacinação representam um elemento fundamental desse *ethos* [3]. Infelizmente, os EUA hoje são a única nação que ainda não assinou nem ratificou a convenção.

Saúde global, ciência e direitos humanos

As vacinas têm atualmente um histórico de conquistas que as coloca como as biotecnologias mais poderosas já inventadas. Elas também têm um papel maior relacionado ao modelo de saúde global mais amplo da cobertura de saúde universal. Lawrence Gostin, da Universidade Georgetown, Dr. Tedros A Ghebreyesus, Diretor-Geral da OMS, e seus colegas apontaram que a Declaração dos Direitos Humanos da ONU também se aplica a políticas de saúde pública globais e ao conceito de cobertura de saúde universal, atualmente um dos princípios centrais da abordagem da OMS para fortalecer os sistemas de saúde [4].

Como um precursor da cobertura de saúde universal nos anos que se seguiram imediatamente aos Objetivos de Desenvolvimento do Milênio (ODMs) em 2000, defendi o acesso a medicamentos essenciais contra as DTNs como um direito humano e me recordo com carinho de minhas discussões com Paul Hunt, que então trabalhava como relator da ONU sobre o direito à saúde [5]. Até hoje, mais de 1 bilhão de pessoas podem ter acesso anualmente a medicamentos com baixo custo ou doados para o tratamento de infecções parasitárias intestinais, esquistossomose, filariose linfática e tracoma. Em 2019, publicamos novas evidências sobre como esses medicamentos estavam reduzindo ou mesmo eliminando algumas DTNs, além de estarem oferecendo benefícios colaterais importantes em termos de reduções globais na mortalidade infantil [6] e melhorando a saúde sexual e reprodutiva das mulheres [7].

Igualmente importante para o conceito de cobertura de saúde universal é o direito fundamental de acesso às inovações científicas. Acredito que as pessoas pobres do mundo têm o direito humano de pesquisa e desenvolvimento de vacinas contra as doenças negligenciadas. O acesso à inovação e o desenvolvimento de vacinas são tão importantes como a cobertura de saúde universal. Em 2019, escrevi o seguinte: "Facilitar o acesso à inovação e reduzir os hiatos da medicina translacional para algumas das populações menos privilegiadas do mundo – populações aborígenes e pobres que vivem no meio da riqueza – continuam sendo alguns dos grandes desafios da ciência e tecnologia neste relativamente novo século" [8]. Em um artigo de 2018, Jessica Wyndham, da Associação Americana para o Avanço da Ciência, e Margaret Weigers Vitullo, da Associação Americana de Sociologia, defenderam a ciência em geral como um direito humano [9]. Elas argumentaram que, para além das vacinas e de outros "produtos materiais da ciência e tecnologia", os direitos humanos nas ciências se estendem ao benefício resultante de informações e conhecimento científico como meio para modelar políticas baseadas em evidências [9]. Elas demonstram como a ciência pode reforçar e empoderar as pessoas e comunidades, apontando que, há 70 anos, a Declaração Universal dos Direitos Humanos da ONU incluía o direito a "compartilhar dos avanços científicos e de seus benefícios" [9].

Embaixadores das vacinas

O futuro da diplomacia das vacinas dependerá de cientistas com um conjunto particular de habilidades. Eles devem compreender a ciência da vacinologia, mas também os elementos fundamentais da diplomacia e das relações exteriores. Eles devem se comprometer com as declarações de direitos humanos da ONU. Idealmente, um embaixador das vacinas pode também compreender com alguma profundidade e amplitude as forças modernas do Antropoceno, incluindo conflitos, migrações humanas, urbanização, mudanças climáticas e anticiência.

Atualmente, o treinamento interdisciplinar, como a formação de pontes entre as ciências biomédicas e sociais, não é uma qualidade positiva encontrada com frequência na maioria das universidades, não havendo grandes oportunidades de carreira disponíveis para os adeptos da diplomacia das vacinas. Além disso, minha impressão durante o período em que trabalhei em universidades, nas embaixadas dos EUA no exterior e no Departamento de Estado dos EUA é de que as políticas para ciências e a diplomacia das ciências estão provavelmente entre os aspectos menos desenvolvidos das políticas públicas e da ciência política. Ainda assim, não há dúvidas de que alguns dos pontos mais fortes dos EUA são suas universidades e institutos de pesquisa.

Em todos os lugares por onde viajei como enviado científico dos EUA, me impressionou muito a elevada porcentagem de ministros das ciências e da saúde (ou de suas equipes) que tinham treinado nos EUA. Um número especialmente grande recebeu treinamento nas nossas chamadas universidades *land-grant*, que são instituições de educação superior nos EUA que têm financiamento público, como as Universidades de

Iowa State ou Purdue, as quais, de acordo com os *Morrill Acts* de 1862 e 1890, foram criadas para o treinamento em aspectos "práticos" como a agricultura e a engenharia. Atualmente, muitas dessas instituições *land-grant* também são verdadeiras usinas de pesquisas e representam tesouros nacionais. Também acredito que essas instituições poderiam algum dia se transformar em ferramentas poderosas da diplomacia científica. Durante minhas viagens, encontrei vários líderes mundiais que admiravam profundamente os EUA por causa de sua capacidade de pesquisa e treinamento, em especial de suas universidades de pesquisa. Podemos e devemos fazer um trabalho melhor em termos de promover esse importante aspecto da vida americana.

O Obelisco Quebrado

Todas as noites, quando estou em Houston, costumo caminhar com minha esposa, Ann, e falar sobre os acontecimentos do dia. Moramos em um bairro muito interessante chamado Montrose, o qual também abriga a renomada Menil Collection, um "bairro de artes" de 120 m^2 [10]. Para mim, um dos itens mais inspiradores dessa coleção é uma escultura externa conhecida como *Obelisco Quebrado*. Barnett Newman projetou a escultura durante a década de 1960, e ela se encontra sobre um espelho d'água próximo da ainda mais famosa Capela Rothko. Trata-se de uma enorme peça de aço com uma cor de ferrugem pesando mais de duas toneladas. O significado exato do *Obelisco Quebrado* costuma ser debatido e não está bem claro. Alguns críticos de arte afirmam que ele de alguma maneira reflete as pirâmides do Egito Antigo; para outros, ele seria uma versão quebrada e invertida do Monumento de Washington, ou, talvez ainda, ambos, embora para mim ele represente tanto um mundo fragmentado que necessita ser consertado como a promessa da diplomacia das vacinas.

Globalmente, a diplomacia das vacinas salienta a inovação científica como um tesouro internacional. Ela representa um de nossos propósitos mais nobres – a ciência para o benefício da humanidade – e a esperança de um mundo melhor. Durante os últimos 70 anos, vimos como

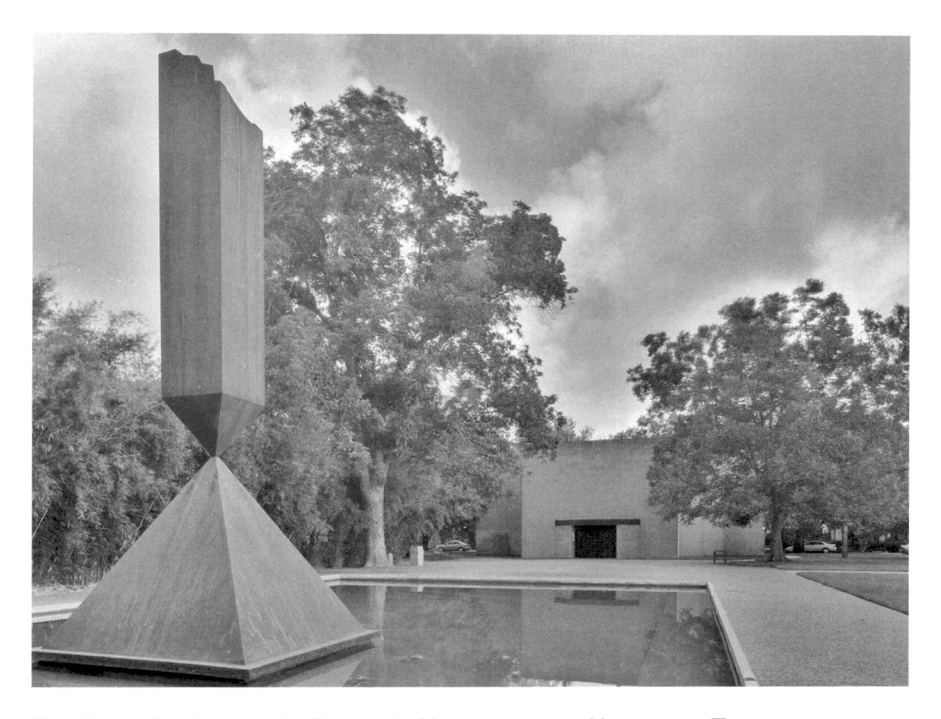

Obelisco Quebrado de Barnett Newman em Houston, Texas.
Por Wikimedia Commons usuário Barnett Newman,
https:// creativecommons.org/licenses/by/3.0/deed.en.

a diplomacia das vacinas pode funcionar e apresentar resultados impressionantes. Ela nos permitiu que ficássemos livres de três de nossas piores pragas, ao mesmo tempo em que promoveu a paz e a cooperação científica. Apesar de tanto sucesso, a ciência e os cientistas costumam ficar à margem dos assuntos internacionais, e isso representa uma oportunidade que deixa de ser aproveitada. Precisamos atualmente elevar o papel de ciência e expandir a diplomacia das vacinas como elemento central da aliança entre as nações.

Literatura citada

1: Uma nova urgência pós-2015

1. Hotez PJ (2013) Forgotten People, Forgotten Diseases: The Neglected Tropical Diseases and Their Impact on Global Health and Development. Washington, DC: ASM Press.
2. Hotez PJ (2016) Blue Marble Health: An Innovative Plan to Fight Diseases of Poverty amid Wealth. Baltimore, MD: Johns Hopkins University Press.
3. World Health Organization (2019) 20 million children miss out on lifesaving measles, diphtheria and tetanus vaccines in 2018. WHO Newsroom, https://www.who.int/news-room/detail/15-07-2019 -20-million-children-miss-out-on-lifesaving-measles-diphtheria-and-tetanus-vaccines-in-2018, accessed July 22, 2019.
4. Hotez PJ (2018) Vaccines Did Not Cause Rachel's Autism: My Life as a Vaccine Scientist, Pediatrician, and Autism Dad. Baltimore, MD: Johns Hopkins University Press.

2: Um legado da Guerra Fria

1. Hampton L (2009) Albert Sabin and the coalition to eliminate polio from the Americas. Am J Public Health, January, 99(1): 34–44. doi: 10.2105/AJPH.2007.117952.
2. Hotez PJ (2014) "Vaccine diplomacy": Historical perspectives and future directions. PLOS Negl Trop Dis 8(6): e2808. doi: 10.1371/journal.pntd.0002808.
3. World Health Organization (n.d.) Global health histories. https://www.who.int/global_health_histories/background/en, accessed December 22, 2019.
4. LeDuc JW, Barry MA (2004) SARS, the first pandemic of the 21st century. Emerg Infect Dis, November, 10(11): e26. doi: 10.3201/eid1011.040797_02.
5. Hotez PJ (2017) Russian-United States vaccine science diplomacy: Preserving the legacy. PLOS Negl Trop Dis 11(5): e0005320. doi: 10.1371/journal.pntd.0005320.

Literatura citada

6. Hotez PJ (2015) Vaccine science diplomacy: Expanding capacity to prevent emerging and neglected tropical diseases arising from Islamic State (IS)–held territories. PLOS Negl Trop Dis 9(9): e0003852. doi: 10.1371/journal.pntd.0003852.
7. Esparza J, Nitsche A, Damaso CR (2018) Beyond the myths: Novel findings for old paradigms in the history of the smallpox vaccine. PLOS Pathog 14(7): e1007082. https://doi.org/10.1371/journal.ppat.1007082.
8. Horstmann DM (1991) The Sabin live poliovirus vaccination trials in the USSR, 1959. Yale J Biol Med 64(5): 499–512.
9. Swanson W (2012) Birth of a cold war vaccine. Sci Am 306(4): 66–69.
10. World Health Organization (2019) Health as a bridge for peace: Humanitarian cease-fires project (HCFP). https://www.who.int/hac/techguidance/hbp/cease_fires/en, accessed April 19, 2019.

3: Enviado científico das vacinas

1. Global Polio Eradication Initiative (n.d.) Our mission. http://polioeradication.org/who-we-are/our-mission; Global Polio Eradication Initiative (n.d.) History of polio. http://polioeradication.org/polio-today/history-of-polio, both accessed April 27, 2019.
2. Rotary International (2019) Who we are. https://www.rotary.org/en/about-rotary, accessed April 27, 2019.
3. World Health Organization (2019) What is vaccine-derived polio? https://www.who.int/features/qa/64/en, accessed April 27, 2019.
4. Henderson DA (2009) Smallpox: The Death of a Disease. Amherst, NY: Prometheus Books.
5. Macaskill W (2017) The best person who ever lived is an unknown Ukrainian man. BoingBoing, July 30. https://boingboing.net/2015/07/30/the-best-person-who-ever-lived.html.
6. Foege WH (2011) House on Fire: The Fight to Eradicate Smallpox. Berkeley: University of California Press.
7. World Health Organization (n.d.) Smallpox. https://www.who.int/csr/disease/smallpox/en/, accessed April 28, 2019.
8. Hotez PJ (2017) Russian–United States vaccine science diplomacy: Preserving the legacy. PLOS Negl Trop Dis 11(5): e0005320. doi: 10.1371/journal.pntd.0005320.

Literatura citada **165**

9. Hotez PJ, Kassem M (2016) Egypt: Its artists, intellectuals, and neglected tropical diseases. PLOS Negl Trop Dis 10(12): e0005072.

10. White House (2009) The president's speech in Cairo: A new beginning. https://obamawhitehouse.archives.gov/issues/foreign-policy/presidents-speech-cairo-a-new-beginning, accessed May 4, 2019.

11. Hotez PJ (2009) The neglected tropical diseases and their devastating health and economic impact on the member nations of the Organisation of the Islamic Conference. PLOS Negl Trop Dis 3(10): e539. https://doi.org/10.1371/journal.pntd.0000539.

12. Kokomo Perspective (2009) Obama administration adopts Lugar science envoy program. November 3. http://kokomoperspective.com/news/obama-administration-adopts-lugar-science-envoy-program/article_335c05be-c8bd-11de-a130-001cc4c002e0.html, accessed December 31, 2019.

13. US Department of State (n.d.) US Science Envoy Program. https://2009-2017.state.gov/e/oes/stc/scienceenvoy/index.htm, accessed December 31, 2019.

14. Feuer S, Pollock D (2017) Terrorism in Europe: The Moroccan connection. Washington Institute for Near East Policy. https://www.washingtoninstitute.org/policy-analysis/view/terrorism-in-europe-the-moroccan-connection, accessed May 4, 2019.

15. Counter Extremism Project (2019) Tunisia: Extremism and counter-extremism https://www.counterextremism.com/countries/tunisia, accessed May 4, 2019.

16. Hotez PJ (2018) Modern Sunni-Shia conflicts and their neglected tropical diseases. PLOS Negl Trop Dis 12(2): e0006008.

4: Combatendo as doenças do Antropoceno

1. El Safadi D, Merhabi S, Rafei R, Mallat H, Hamze M, Acosta-Serrano A (2019) Cutaneous leishmaniasis in north Lebanon: Re-emergence of an important neglected tropical disease. Trans R Soc Trop Med Hyg, August 1, 113(8): 471–476. doi: 10.1093/trstmh/trz030.

2. World Economic Forum (2019) How the Middle East is suffering on the front lines of climate change. https://www.weforum.org/agenda/2019/04/middle-east-front-lines-climate-change-mena, accessed May 5, 2019.

3. Stromberg J (2013) What is the Anthropocene and are we in it? Smithsonian Magazine. https://www.smithsonianmag.com/science-nature/what-is-the-anthropocene-and-are-we-in-it-164801414, accessed May 5, 2019.

Literatura citada

4. Waters CN, Zalasiewicz J, Summerhayes C, Barnofsky AD, Poirier C, et al. (2016) The Anthropocene is functionally and stratigraphically distinct from the Holocene. Science 351 (6269): 137.

5. Hotez PJ (2016) Neglected tropical diseases in the Anthropocene: The cases of Zika, Ebola, and other infections. PLOS Negl Trop Dis 10(4): e0004648. https://doi.org/10.1371/journal.pntd.0004648.

6. Whitmee S, Haines A, Beyrer C, Boltz F, Capon AG, de Souza Dias BF, Ezeh A, Frumkin H, Gong P, Head P, Horton R, Mace GM, Marten R, Myers SS, Nishtar S, Osofsky SA, Pattanayak SK, Pongsiri MJ, Romanelli C, Soucat A, Vega J, Yach D (2015) Safeguarding human health in the Anthropocene epoch: Report of the Rockefeller Foundation–Lancet Commission on planetary health. Lancet 386 (10007): 1973–2028. doi: 10.1016/S0140-6736(15)60901-1.

7. Cemma M (2017) What's the difference? Planetary health explained. Global Health Now, September 28. https://www.globalhealthnow.org/2017-09/whats-difference-planetary-health-explained, accessed July 25, 2019.

8. Du RY, Stanaway JD, Hotez PJ (2018) Could violent conflict derail the London Declaration on NTDs? PLOS Negl Trop Dis 12(4): e0006136. https://doi.org/10.1371/journal.pntd.0006136.

9. Beyrer C, Villar JC, Suwanvanichkij V, Singh S, Baral SD, Mills EJ (2007) Neglected diseases, civil conflicts, and the right to health. Lancet 370(9587): 619–27.

10. NASA (2019) Climate change: How do we know? https://climate.nasa.gov/evidence, accessed December 31, 2019.

11. Watts J, Hunt E (2018) Halfway to boiling: The city at 50C. Guardian, August 13. https://www.theguardian.com/cities/2018/aug/13/halfway-boiling-city-50c, accessed December 31, 2019.

12. Saha S (2019) How climate change could exacerbate conflict in the Middle East. Atlantic Council, May 14. https://www.atlanticcouncil.org/blogs/menasource/how-climate-change-could-exacerbate-conflict-in-the-middle-east, accessed December 31, 2019.

13. Shepard D (2019) Global warming: Severe consequences for Africa. United Nations, Africa Renewal. https://www.un.org/africarenewal/magazine/december-2018-march-2019/global-warming-severe-consequences-africa, accessed December 31, 2019.

14. Barrett O-L (2019) Venezuela: Drought, mismanagement and political instability. Center for Climate Change and Security, https://

climateandsecurity.org/2019/02/07/drought-mismanagement-and-political-instability-in-venezuela, accessed December 31, 2019.

15. United Nations Sustainable Development Goals (2016) Report: Inequalities exacerbate climate impacts on poor. http://www.un.org/sustainabledevelopment/blog/2016/10/report-inequalities-exacerbate-climate-impacts-on-poor, accessed December 31, 2019.

16. Blum AJ, Hotez PJ (2018) Global "worming": Climate change and its projected general impact on human helminth infections. PLOS Negl Trop Dis 12(7): e0006370. https://doi.org/10.1371/journal.pntd.0006370.

17. Boissier J, Grech-Angelini S, Webster BL, Allienne JF, Huyse T, Mas-Coma S, Toulza E, Barré-Cardi H, Rollinson D, Kincaid-Smith J, Oleaga A, Galinier R, Foata J, Rognon A, Berry A, Mouahid G, Henneron R, Moné H, Noel H, Mitta G (2016) Outbreak of urogenital schistosomiasis in Corsica (France): An epidemiological case study. Lancet Infect Dis 16(8): 971–79.

18. Scheer R, Moss D (n.d.) Mosquito-borne diseases on the uptick—thanks to global warming. Sci Am EarthTalk. https://www.scientificamerican.com/article/mosquito-borne-diseases-on-the-uptick-thanks-to-global-warming.

19. Messina JP, Brady OJ, Golding N, Kraemer MUG, Wint GRW, Ray SE, Pigott DM, Shearer FM, Johnson K, Earl L, Marczak LB, Shirude S, Davis Weaver N, Gilbert M, Velayudhan R, Jones P, Jaenisch T, Scott TW, Reiner RC Jr, Hay SI (2019) The current and future global distribution and population at risk of dengue. Nat Microbiol, June 10. doi: 10.1038/s41564-019-0476-8.

20. Ryan SJ, Carlson CJ, Mordecai EA, Johnson LR (2019) Global expansion and redistribution of *Aedes*-borne virus transmission risk with climate change. PLOS Negl Trop Dis 13(3): e0007213. https://doi.org/10.1371/journal.pntd.0007213.

21. Thomson MC, Muñoz ÁG, Cousin R, Shumake-Guillemot J (2018) Climate drivers of vector-borne diseases in Africa and their relevance to control programmes. Infect Dis Poverty, August 10, 7(1): 81. doi: 10.1186/s40249-018-0460-1.

22. Hotez PJ (2017) Global urbanization and the neglected tropical diseases. PLOS Negl Trop Dis 11(2): e0005308. https://doi.org/10.1371/journal.pntd.0005308.

23. Hotez PJ (2018) Human parasitology and parasitic diseases: Heading towards 2050. Adv Parasitol 100: 29–38. doi: 10.1016/bs.apar.2018.03.002.

24. Bill & Melinda Gates Foundation (2018) Goalkeepers. https://www.gatesfoundation.org/goalkeepers/report, and file:///C:/Users/hotez/Downloads/report_en.pdf, accessed December 24, 2018.

25. Hotez P (2019) DR Congo and Nigeria: New neglected tropical disease threats and solutions for the bottom 40%. PLOS Negl Trop Dis 13(8): e0007145. doi.org/10.1371/journal.pntd.0007145.
26. Rostami A, Riahi SM, Holland CV, Taghipour A, Khalili-Fomeshi M, Fakhri Y, Omrani VF, Hotez PJ, Gasser RB (2019) Seroprevalence estimates for toxocariasis in people worldwide: A systematic review and meta-analysis. PLOS Negl Trop Dis 13(12): e0007809. doi: 10.1371/journal.pntd.0007809.
27. Wilson ML, Krogstad DJ, Arinaitwe E, Arevalo-Herrera M, Chery L, Ferreira MU, Ndiaye D, Mathanga DP, Eapen A (2015) Urban malaria: Understanding its epidemiology, ecology, and transmission across seven diverse ICEMR network sites. Am J Trop Med Hyg 93(3 Suppl): 110–23. doi: 10.4269/ajtmh.14-0834.
28. Mehta P, Hotez PJ (2016) NTD and NCD co-morbidities: The example of dengue fever. PLOS Negl Trop Dis 10(8): e0004619. https://doi.org/10.1371/journal.pntd.0004619.
29. Hotez PJ, Ferris MT (2006) The antipoverty vaccines. Vaccine 24(31–32): 5787–99.
30. Hotez PJ, Fenwick A, Savioli L, Molyneux DH (2009) Rescuing the bottom billion through control of neglected tropical diseases. Lancet 373(9674): 1570–75. doi: 10.1016/S0140-6736(09)60233-6.
31. Hotez PJ (2018) Empowering Girls and Women through Hookworm Prevention. Am J Trop Med Hyg 98(5): 1211–12. doi: 10.4269/ajtmh.17-0934.
32. Hotez PJ, Engels D, Gyapong M, Ducker C, Malecela MN (2019) Female genital schistosomiasis. N Engl J Med, December 26, 381(26): 2493–95. doi: 10.1056/NEJMp1914709.
33. World Bank (n.d.) Poverty. https://data.worldbank.org/topic/poverty, accessed June 29, 2019.
34. Murray CJ, Ortblad KF, Guinovart C, Lim SS, Wolock TM, Roberts DA, et al. (2014) Global, regional, and national incidence and mortality for HIV, tuberculosis, and malaria during 1990–2013: A systematic analysis for the Global Burden of Disease Study 2013. Lancet 384(9947): 1005–70. doi: 10.1016/S0140-6736(14)60844-8.
35. Hotez PJ (2016) Blue Marble Health: An Innovative Plan to Fight Diseases of the Poor amid Wealth. Baltimore, MD: Johns Hopkins University Press.
36. Hotez PJ (2017) Tropical illness among the poorest of the rich. Zeit Online, July 3. https://www.zeit.de/wissen/gesundheit/2017-06/g20-states-tropical-diseases-poverty-wealth-english, accessed June 29, 2019.

37. Hotez PJ (2018) Minutes to midnight: Turning back the doomsday clock through neglected disease vaccine diplomacy. PLOS Negl Trop Dis 12(9): e0006676. doi.org/10.1371/journal.pntd.0006676.

38. Hotez PJ (2019) Globalists versus nationalists: Bridging the divide through blue marble health. PLOS Negl Trop Dis 13(7): e0007156. https://doi.org/10.1371/journal.pntd.0007156.

5: Os campos de extermínio no Oriente Médio

1. Hotez PJ (2018) Modern Sunni-Shia conflicts and their neglected tropical diseases. PLOS Negl Trop Dis 12(2): e0006008. https://doi.org/10.1371/journal.pntd.0006008.

2. Woltin KA, Sassenberg K, Albayrak N (2018) Regulatory focus, coping strategies and symptoms of anxiety and depression: A comparison between Syrian refugees in Turkey and Germany. PLOS One 13(10): e0206522. doi: 10.1371/journal.pone.0206522.

3. Fily F, Ronat JB, Malou N, Kanapathipillai R, Seguin C, Hussein N, Fakhri RM, Langendorf C (2019) Post-traumatic osteomyelitis in Middle East war-wounded civilians: Resistance to first-line antibiotics in selected bacteria over the decade 2006–2016. BMC Infect Dis 19(1): 103. doi: 10.1186/s12879-019-3741-9.

4. Ismail MB, Rafei R, Dabboussi F, Hamze M (2018) Tuberculosis, war, and refugees: Spotlight on the Syrian humanitarian crisis. PLOS Pathog 14(6): e1007014. https://doi.org/10.1371/journal.ppat.1007014.

5. Bannazadeh Baghi H, Alinezhad F, Kuzmin I, Rupprecht CE (2018) A perspective on rabies in the Middle East—Beyond neglect. Vet Sci 5(3): 67. doi: 10.3390/vetsci5030067.

6. Bizri AR, Fares J, Musharrafieh U (2018) Infectious diseases in the era of refugees: Hepatitis A outbreak in Lebanon. Avicenna J Med 8(4): 147–52. doi: 10.4103/ajm.AJM_130_18.

7. Mbaeyi C, Ryan MJ, Smith P, Mahamud A, Farag N, Haithami S, Sharaf M, Jorba JC, Ehrhardt D (2017) Response to a large polio outbreak in a setting of conflict: Middle East, 2013–2015. MMWR Morb Mortal Wkly Rep 66(8): 227–31. doi: 10.15585/mmwr.mm6608a6.

8. Raslan R, El Sayegh S, Chams S, Chams N, Leone A, Hajj Hussein I (2017) Re-emerging vaccine-preventable diseases in war-affected peoples of the

eastern Mediterranean region: An update. Front Public Health 5:283. doi: 10.3389/fpubh.2017.00283.

9. Hotez PJ (2018) The rise of leishmaniasis in the twenty-first century. Trans R Soc Trop Med Hyg 112: 421–22.

10. Bailey F, Mondragon-Shem K, Hotez P, Ruiz-Postigo JA, Al-Salem W, Acosta-Serrano Á, et al. (2017) A new perspective on cutaneous leishmaniasis: Implications for global prevalence and burden of disease estimates. PLOS Negl Trop Dis 11(8): e0005739. https://doi.org/10.1371/journal.pntd.0005739.

11. Bailey F, Mondragon-Shem K, Haines LR, Olabi A, Alorfi A, Ruiz-Postigo JA, et al. (2019) Cutaneous leishmaniasis and co-morbid major depressive disorder: A systematic review with burden estimates. PLOS Negl Trop Dis 13(2): e0007092. https://doi.org/10.1371/journal.pntd.0007092.

12. Du R, Hotez PJ, Al-Salem WS, Acosta-Serrano A (2016) Old World cutaneous leishmaniasis and refugee crises in the Middle East and North Africa. PLOS Negl Trop Dis 10(5): e0004545. https://doi.org/10.1371/journal.pntd.0004545.

13. Alawieh A, Musharrafieh U, Jaber A, Berry A, Ghosn N, Bizri AR (2014) Revisiting leishmaniasis in the time of war: The Syrian conflict and the Lebanese outbreak. Int J Infect Dis 29: 115–19. doi: 10.1016/j.ijid.2014.04.023.

14. El Bcheraoui C, Jumaan AO, Collison ML, Daoud F, Mokdad AH (2018) Health in Yemen: Losing ground in war time. Global Health 14(1): 42. doi: 10.1186/s12992-018-0354-9.

15. Camacho A, Bouhenia M, Alyusfi R, Alkohlani A, Naji MAM, de Radiguès X, Abubakar AM, Almoalmi A, Seguin C, Sagrado MJ, Poncin M, McRae M, Musoke M, Rakesh A, Porten K, Haskew C, Atkins KE, Eggo RM, Azman AS, Broekhuijsen M, Saatcioglu MA, Pezzoli L, Quilici ML, Al-Mesbahy AR, Zagaria N, Luquero FJ (2018) Cholera epidemic in Yemen, 2016–18: An analysis of surveillance data. Lancet Glob Health 6(6): e680–e690. doi: 10.1016/S2214-109X(18)30230-4.

16. Federspiel F, Ali M (2018) The cholera outbreak in Yemen: Lessons learned and way forward. BMC Public Health, December 4, 18(1): 1338. doi: 10.1186/s12889-018-6227-6.

17. Waldor MK, Hotez PJ, Clemens JD (2010) A national cholera vaccine stockpile: A new humanitarian and diplomatic resource. N Engl J Med 363(24): 2279–82. doi: 10.1056/NEJMp1012300.

18. Anonymous (2018) Crisis-driven cholera resurgence switches focus to oral vaccine. Bull World Health Organ, July 1, 96(7): 446–47. doi: 10.2471/BLT.18.020718.
19. Lancet Global Health (2019) Yemen needs a concrete plan—now. Lancet Glob Health 7(1): e1. doi: 10.1016/S2214-109X(18)30536-9.
20. Almutairi MM, Alsalem WS, Hassanain M, Hotez PJ (2018) Hajj, Umrah, and the neglected tropical diseases. PLOS Negl Trop Dis 12(8): e0006539. https://doi.org/10.1371/journal.pntd.0006539.
21. World Economic Forum (2019) How the Middle East is suffering on the front lines of climate change. https://www.weforum.org/agenda/2019/04/middle-east-front-lines-climate-change-mena, accessed May 5, 2019.
22. Hotez PJ (2016) Southern Europe's coming plagues: Vector-borne neglected tropical diseases. PLOS Negl Trop Dis 10(6): e0004243. https://doi.org/10.1371/journal.pntd.0004243.
23. Danaei G, Farzadfar F, Kelishadi R, Rashidian A, Rouhani OM, Ahmadinia S, et al. (2019) Iran in transition. Lancet 393: 1984–2005.

6: As "não guerras" da África

1. Dorrie P (2016) The wars ravaging Africa in 2016. National Interest, January 22. https://nationalinterest.org/blog/the-buzz/the-wars-ravaging-africa-2016-14993.
2. Molyneux DH, Hotez PJ, Fenwick A (2005) "Rapid-impact interventions": How a policy of integrated control for Africa's neglected tropical diseases could benefit the poor. PLOS Med 2(11): e336. https://doi.org/10.1371/journal.pmed.0020336.
3. Hotez PJ (2013) Forgotten People, Forgotten Diseases: The Neglected Tropical Diseases and Their Impact on Global Health and Development, Washington, DC: ASM Press.
4. Africa Center for Strategic Studies (2016) War and conflict in Africa. September 21. https://africacenter.org/spotlight/war-and-conflict-in-africa.
5. Gettleman J (2010) Africa's forever wars. Foreign Policy, February 11. https://foreignpolicy.com/2010/02/11/africas-forever-wars.
6. Wagner Z, Heft-Neal S, Bhutta ZA, Black RE, Burke M, Bendavid E (2018) Armed conflict and child mortality in Africa: A geospatial analysis. Lancet 392(10150): 857–65. doi: 10.1016/S0140-6736(18)31437-5.

7. Hotez PJ, Asojo OA, Adesina AM (2012) Nigeria: "Ground zero" for the high prevalence neglected tropical diseases. PLOS Negl Trop Dis 6(7): e1600. https://doi.org/10.1371/journal.pntd.0001600.

8. Higgins J, Adamu U, Adewara K, Aladeshawe A, Aregay A, Barau I, Berens A, Bolu O, Dutton N, Iduma N, Jones B, Kaplan B, Meleh S, Musa M, Wa Nganda G, Seaman V, Sud A, Vouillamoz S, Wiesen E (2019) Finding inhabited settlements and tracking vaccination progress: The application of satellite imagery analysis to guide the immunization response to confirmation of previously-undetected, ongoing endemic wild poliovirus transmission in Borno State, Nigeria. Int J Health Geogr 18(1): 11. doi: 10.1186/s12942-019-0175-y.

9. Saraki T (2017) Ending polio in Nigeria once and for all. Council on Foreign Relations, guest blog, October 26. https://www.cfr.org/blog/ending-polio-nigeria-once-and-all, accessed December 25, 2019.

10. Webster P (2017) Nigeria's polio endgame impeded by Boko Haram. CMAJ 189(25): E877–E878. doi: 10.1503/cmaj.1095433.

11. Sato R (2019) Effect of armed conflict on vaccination: Evidence from the Boko Haram insurgency in northeastern Nigeria. Conflict and Health 13: article no. 49.

12. Denue BA, Akawu CB, Kwayabura SA, Kida I (2018) Low case fatality during 2017 cholera outbreak in Borno State, north eastern Nigeria. Ann Afr Med 17(4): 203–9. doi: 10.4103/aam.aam_66_17.

13. Crisis Group (2019) 10 conflicts to watch in 2019. https://www.crisisgroup.org/global/10-conflicts-watch-2019, accessed January 1, 2020.

14. Al-Salem W, Herricks JR, Hotez PJ (2016) A review of visceral leishmaniasis during the conflict in South Sudan and the consequences for East African countries. Parasit Vectors 9: 460. doi: 10.1186/s13071-016-1743-7.

15. Abubakar A, Ruiz-Postigo JA, Pita J, Lado M, Ben-Ismail R, Argaw D, Alvar J (2014) Visceral leishmaniasis outbreak in South Sudan 2009–2012: Epidemiological assessment and impact of a multisectoral response. PLOS Negl Trop Dis 8(3): e2720. doi: 10.1371/journal.pntd.0002720.

16. Sunyoto T, Adam GK, Atia AM, Hamid Y, Babiker RA, Abdelrahman N, Vander Kelen C, Ritmeijer K, Alcoba G, den Boer M, Picado A, Boelaert M (2018) "Kala-azar is a dishonest disease": Community perspectives on access barriers to visceral leishmaniasis (kala-azar) diagnosis and care in southern Gadarif, Sudan. Am J Trop Med Hyg 98(4): 1091–1101. doi: 10.4269/ajtmh.17-0872.

17. Nackers F, Mueller YK, Salih N, Elhag MS, Elbadawi ME, Hammam O, Mumina A, Atia AA, Etard JF, Ritmeijer K, Chappuis F (2015) Determinants of visceral leishmaniasis: A case-control study in Gedaref State, Sudan. PLOS Negl Trop Dis 9(11): e0004187. doi: 10.1371/journal.pntd.0004187.

18. Hotez PJ (2013) Forgotten People, Forgotten Diseases: The Neglected Tropical Diseases and Their Impact on Global Health and Development, 2nd ed. Washington, DC: ASM Press.

19. Aksoy S, Buscher P, Lehane M, Solano P, Van Den Abbeele J (2017) Human African trypanosomiasis control: Achievements and challenges. PLOS Negl Trop Dis 11(4): e0005454. https://doi.org/10.1371/journal.pntd.0005454.

20. Centers for Disease Control and Prevention (n.d.) 2014–2016 Ebola outbreak in West Africa. https://www.cdc.gov/vhf/ebola/history/2014-2016-outbreak/index.html, accessed January 1, 2020.

21. Bausch DG, Schwarz L (2014) Outbreak of Ebola virus disease in Guinea: Where ecology meets economy. PLOS Negl Trop Dis 8(7): e3056. https://doi.org/10.1371/journal.pntd.0003056.

22. Schlein L (2019) UN strengthens measures to combat Ebola epidemic in DR Congo. https://www.voanews.com/a/un-strengthens-measures-to-combat-ebola-epidemic-in-dr-congo/4932346.html, accessed January 1, 2020.

23. Fine Maron D (2018) Why does Ebola keep showing up in the Democratic Republic of the Congo? Sci Am, May 11. https://www.scientificamerican.com/article/why-does-ebola-keep-showing-up-in-the-democratic-republic-of-the-congo, accessed January 1, 2020.

24. United Nations (2019) Amid "unprecedented combination" of epidemics, UN and partners begin cholera vaccination campaign in DR Congo. UN News, https://news.un.org/en/story/2019/05/1039211, accessed January 1, 2020.

7: O Triângulo Norte e o colapso da Venezuela

1. Supporting nonprofit organizations include the Carlos Slim Foundation, the Kleberg Foundation, and the Southwest Electronic Energy Medical Research Institute.

2. Hotez PJ, Damania A, Bottazzi ME (2020) Central Latin America: Two decades of challenges in neglected tropical disease control. PLOS Negl Trop Dis 14(3): e0007962. https://doi.org/10.1371/journal.pntd.0007962.

3. Paniz-Mondolfi AE, Tami A, Grillet ME, Márquez M, Hernández-Villena J, Escalona-Rodríguez MA, Blohm GM, Mejías I, Urbina-Medina H, Rísquez A, Castro J, Carvajal A, Walter C, López MG, Schwabl P, Hernández-Castro L, Miles MA, Hotez PJ, Lednicky J, Morris JG Jr., Crainey J, Luz S, Ramírez JD, Sordillo E, Llewellyn M, Canache M, Araque M, Oletta J (2019) Resurgence of vaccine-preventable diseases in Venezuela as a regional public health threat in the Americas. Emerg Infect Dis 25(4): 625–32. doi: 10.3201/eid2504.181305.

4. Oroxom R, Glassman A (2018) Call a spade a spade: Venezuela is a public health emergency. Center for Global Development, September 21. https://www.cgdev.org/blog/call-spade-spade-venezuela-public-health-emergency, accessed January 1, 2020.

5. Grillet ME, Hernández-Villena JV, Llewellyn MS, Paniz-Mondolfi AE, Tami A, Vincenti-Gonzalez MF, Márquez M, Mogollon-Mendoza AC, Hernández-Pereira CE, Plaza-Morr JD, Blohm G, Grijalva MJ, Costales JA, Ferguson HM, Schwabl P, Hernández-Castro LE, Lamberton PHL, Streicker DG, Haydon DT, Miles MA, Acosta-Serrano A, Acquattela H, Basáñez MG, Benaim G, Colmenares LA, Conn JE, Espinoza R, Freilij H, Graterol-Gil MC, Hotez PJ, Kato H, Lednicky JA, Martinez CE, Mas-Coma S, Morris JG Jr., Navarro JC, Ramírez JL, Rodríguez M, Urbina JA, Villegas L, Segovia MJ, Carrasco HJ, Crainey JL, Luz SLB, Moreno JD, Noya Gonzalez OO, Ramírez JD, Alarcón-de Noya B (2019) Venezuela's humanitarian crisis, resurgence of vector-borne diseases, and implications for spillover in the region. Lancet Infect Dis 19(5): e149–e161. doi: 10.1016/S1473-3099(18)30757-6.

6. Hotez PJ, Basáñez MG, Acosta-Serrano A, Grillet ME (2017) Venezuela and its rising vector-borne neglected diseases. PLOS Negl Trop Dis 11(6): e0005423. doi: 10.1371/journal.pntd.0005423.

7. Kaur H, Alberti M (2020) A boy from a remote Amazonian tribe has died, raising concerns about Covid-19's impact on indigenous people. CNN, April 20. https://www.cnn.com/2020/04/10/world/yanomami-amazon-coronavirus-brazil-trnd/index.html.

8. Hotez PJ (2014) The NTDs and vaccine diplomacy in Latin America: Opportunities for United States foreign policy. PLOS Negl Trop Dis 8(9): e2922. https://doi.org/10.1371/journal.pntd.0002922.

9. Bacon KM, Hotez PJ, Kruchten SD, Kamhawi S, Bottazzi ME, Valenzuela JG, Lee BY (2013) The potential economic value of a cutaneous leishmaniasis vaccine in seven endemic countries in the Americas. Vaccine 31(3): 480–86. doi: 10.1016/j.vaccine.2012.11.032.

8: Definindo as causas

1. Hotez PJ (2018) The rise of neglected tropical diseases in the "new Texas." PLOS Negl Trop Dis 12(1): e0005581. https://doi.org/10.1371/journal.pntd.0005581.

2. Hotez PJ (2016) Southern Europe's coming plagues: Vector-borne neglected tropical diseases. PLOS Negl Trop Dis 10(6): e0004243. https://doi.org/10.1371/journal.pntd.0004243.

3. Cloke H (2019) Heatwave "completely obliterated" the record for Europe's hottest ever June. The Conversation, July 3. https://theconversation.com/heatwave-completely-obliterated-the-record-for-europes-hottest-ever-june-119801, accessed July 24, 2019.

9: Segurança em saúde global e o avanço da anticiência

1. Heymann DL, Chen L, Takemi K, Fidler DP, et al. (2015) Global health security: The wider lessons from the west African Ebola virus disease epidemic. Lancet 385(9980): 1884–901.

2. World Health Organization (n.d.) Constitution. https://www.who.int/about/who-we-are/constitution, accessed May 6, 2020.

3. World Health Organization (n.d.) About IHR. https://www.who.int/ihr/about/en, accessed December 26, 2019.

4. World Health Organization (n.d.) Health security. https://www.who.int/health-security/en, accessed December 26, 2019.

5. Osterholm MT (2017) Global health security—An unfinished journey. Emerg Infect Dis 23(Suppl 1): S225-7.

6. Global Health Security Agenda (2019) About the GHSA. https://www.ghsagenda.org/about, accessed December 26, 2019.

7. Global Health Security Agenda (2019) Joining the GHSA. https://ghsagenda.org/home/joining-the-ghsa/, accessed December 26, 2019.

8. Waldor MK, Hotez PJ, Clemens JD (2010) A national cholera vaccine stockpile—A new humanitarian and diplomatic resource. N Engl J Med 363(24): 2279–82. doi: 10.1056/NEJMp1012300.

9. World Health Organization (2019) International Coordinating Group (ICG) on vaccine provision for cholera. https://www.who.int/csr/disease/icg/cholera/en, accessed December 26, 2019.

10. World Health Organization, Regional Office for the Eastern Mediterranean Region (2019) Fighting the world's largest cholera outbreak: Oral cholera vaccination campaign begins in Yemen. http://www.emro.who.int/yem/yemen-news/oral-cholera-vaccination-campaign-in-yemen-begins.html, accessed December 26, 2019.

11. World Health Organization (2019) The global task force on cholera control. https://www.who.int/cholera/task_force/en, accessed December 26, 2019.

12. US Department of Health and Human Services (2017) HHS accelerates development of first Ebola vaccines and drugs. https://www.hhs.gov/about/news/2017/09/29/hhs-accelerates-development-first-ebola-vaccines-and-drugs.html, accessed December 26, 2019.

13. World Health Organization (2019) WHO adapts Ebola vaccination strategy in the Democratic Republic of the Congo to account for insecurity and community feedback. https://www.who.int/news-room/detail/07-05-2019-who-adapts-ebola-vaccination-strategy-in-the-democratic-republic-of-the-congo-to-account-for-insecurity-and-community-feedback, accessed December 26, 2019.

14. World Health Organization (2019) Preliminary results on the efficacy of rVSV-ZEBOV-GP Ebola vaccine using the ring vaccination strategy in the control of an Ebola outbreak in the Democratic Republic of the Congo: An example of integration of research into epidemic response. https://www.who.int/csr/resources/publications/ebola/ebola-ring-vaccination-results-12-april-2019.pdf, accessed December 26, 2019.

15. World Health Organization (2019) Vaccination in humanitarian emergencies. https://www.who.int/immunization/programmes_systems/policies_strategies/vaccination_humanitarian_emergencies/en, accessed December 26, 2019.

16. Thornton J (2019) Measles cases tripled from 2017 to 2018. BMJ 364: l634 https://www.bmj.com/content/364/bmj.l634.full, accessed July 24, 2019.

17. Centers for Disease Control and Prevention (n.d.) Measles cases and outbreaks. https://www.cdc.gov/measles/cases-outbreaks.html, accessed July 24, 2019.

18. Hotez PJ (2016) Texas and its measles epidemics. PLOS Med 13(10): e1002153. https://doi.org/10.1371/journal.pmed.1002153.

19. Olive JK, Hotez PJ, Damania A, Nolan MS (2018) The state of the antivaccine movement in the United States: A focused examination of nonmedical

exemptions in states and counties. PLOS Med 15(6): e1002578. https://doi.org/10.1371/journal.pmed.1002578.

20. Hotez P (2019) America and Europe's new normal: The return of vaccine-preventable diseases. Pediatr Res 85(7): 912–14. doi: 10.1038/s41390-019-0354-3.

21. Hotez P (2018) Vaccines Did Not Cause Rachel's Autism: My Journey as a Vaccine Scientist, Pediatrician, and Autism Dad. Baltimore, MD: Johns Hopkins University Press.

22. Hotez P (2019) The physician-scientist: Defending vaccines and combating antiscience. J Clin Invest 130: 2169–71. doi: 10.1172/JCI129121.

23. Caplan AL, Hotez PJ (2018) Science in the fight to uphold the rights of children. PLOS Biol 16(9): e3000010. doi: 10.1371/journal.pbio.3000010.

24. Hotez PJ (2019) The counties where the anti-vaccine movement thrives in the US. The Conversation, April 30. https://theconversation.com/the-counties-where-the-anti-vaccine-movement-thrives-in-the-us-106036, accessed July 24, 2019.

25. Enman S (2019) One Williamsburg school "ignited" NYC's measles crisis. Brooklyn Daily Eagle, June 25. https://brooklyneagle.com/articles/2019/06/25/williamsburg-school-ignited-nyc-measles-crisis, accessed December 27, 2019.

26. Hogan G (2019) Misinformation hotline stokes fear of vaccines in ultra-Orthodox community. Gothamist, March 12, https://gothamist.com/2019/03/12/vaccinations.php, accessed July 24, 2019.

27. Hotez P (2019) As measles cases climb, our mission is clear: Take down the three-headed anti-vax monster. Newsweek, May 9. https://www.newsweek.com/measles-anti-vaccination-anti-vaxxers-misinformation-monster-1420977, accessed July 24, 2019.

28. Ratzan SC, Bloom BR, El-Mohandes A, Fielding J, Gostin LO, Hodge JG, Hotez P, Kurth A, Larson HJ, Nurse J, Omer SB, Orenstein WA, Salmon D, Rabin K (2019) The Salzburg statement on vaccination acceptance. J Health Commun 24(5): 1–3. doi: 10.1080/10810730.2019.1622611.

29. SBS News (2019) Government to spend extra $12m on national ad blitz to counter anti-vaxxers. February 18. https://www.sbs.com.au/news/government-to-spend-extra-12m-on-national-ad-blitz-to-counter-anti-vaxxers, accessed July 24, 2019.

30. Hotez PJ (2017) Will an American-led anti-vaccine movement subvert global health? Sci Am, March 3. https://blogs.scientificamerican.com/guest-blog/

will-an-american-led-anti-vaccine-movement-subvert-global-health, accessed July 24, 2019.

31. World Health Organization (2019) Ten threats to global health in 2019. https://www.who.int/emergencies/ten-threats-to-global-health-in-2019, accessed July 24, 2019.

10: Implementação da diplomacia das vacinas e o avanço da Covid-19

1. GBD 2017 Causes of Death Collaborators (2018) Global, regional, and national age-sex-specific mortality for 282 causes of death in 195 countries and territories, 1980–2017: A systematic analysis for the Global Burden of Disease Study 2017. Lancet 392(10159): 1736–88. doi: 10.1016/S0140-6736(18)32203-7.

2. GBD 2017 DALYs and HALE Collaborators (2018) Global, regional, and national disability-adjusted life-years (DALYs) for 359 diseases and injuries and healthy life expectancy (HALE) for 195 countries and territories, 1990–2017: A systematic analysis for the Global Burden of Disease Study 2017. Lancet 392(10159): 1859–1922. doi: 10.1016/S0140-6736(18)32335-3.

3. Kates J, Michaud J, Wexler A, Valentine A (2015) The U.S. response to Ebola: Status of the FY2015 emergency Ebola appropriation. Kaiser Family Foundation, Global Health Policy, December 11. https://www.kff.org/global-health-policy/issue-brief/the-u-s-response-to-ebola-status-of-the-fy2015-emergency-ebola-appropriation, accessed December 28, 2019.

4. CEPI (n.d.) Creating a world in which epidemics are no longer a threat to humanity. https://cepi.net/about/whyweexist, accessed December 28, 2019.

5. Bottazzi ME, Hotez PJ (2019) "Running the gauntlet": Formidable challenges in advancing neglected tropical diseases vaccines from development through licensure, and a "call to action." Hum Vaccin Immunother 15(10): 2235–42. doi:10.1080/21645515.2019.1629254.

6. Hotez PJ (2019) Immunizations and vaccines: A decade of successes and reversals, and a call for "vaccine diplomacy." Int Health 11(5): 331–33. doi: 10.1093/inthealth/ihz024.

7. Hotez PJ (2015) Vaccine science diplomacy: Expanding capacity to prevent emerging and neglected tropical diseases arising from Islamic State (IS)–held territories. PLOS Negl Trop Dis 9(9): e0003852. doi: 10.1371/journal.pntd.0003852.

8. Hotez PJ (2017) Russian–United States vaccine science diplomacy: Preserving the legacy. PLOS Negl Trop Dis 11(5): e0005320. doi: 10.1371/journal.pntd.0005320.

9. Hotez PJ (2014) The NTDs and vaccine diplomacy in Latin America: Opportunities for United States foreign policy. PLOS Negl Trop Dis 8(9): e2922. doi: 10.1371/journal.pntd.0002922.

10. Developing Country Vaccine Manufacturers Network (n.d.) About DVCMN. https://www.dcvmn.org, accessed December 28, 2019.

11. Hotez PJ (2018) Minutes to midnight: Turning back the doomsday clock through neglected disease vaccine diplomacy. PLOS Negl Trop Dis 12(9): e0006676. doi: 10.1371/journal.pntd.0006676.

12. Kapikian AZ, Mitchell RH, Chanock RM, Shvedoff RA, Stewart CE (1969) An epidemiologic study of altered clinical reactivity to respiratory syncytial (RS) virus infection in children previously vaccinated with an inactivated RS virus vaccine. Am J Epidemiol 89(4): 405–21.

13. Jiang S, Bottazzi ME, Du L, Lustigman S, Tseng CT, Curti E, Jones K, Zhan B, Hotez PJ (2012) Roadmap to developing a recombinant coronavirus S protein receptor-binding domain vaccine for severe acute respiratory syndrome. Expert Rev Vaccines 11(12): 1405–13. doi: 10.1586/erv.12.126.

14. Chen WH, Chag SM, Poongavanam MV, Biter AB, Ewere EA, Rezende W, Seid CA, Hudspeth EM, Pollet J, McAtee CP, Strych U, Bottazzi ME, Hotez PJ (2017) Optimization of the production process and characterization of the yeast-expressed SARS-CoV recombinant receptor-binding domain (RBD219-N1), a SARS vaccine candidate. J Pharm Sci 106(8): 1961–70. doi: 10.1016/j.xphs.2017.04.037.

15. Chen WH, Du L, Chag SM, Ma C, Tricoche N, Tao X, Seid CA, Hudspeth EM, Lustigman S, Tseng CT, Bottazzi ME, Hotez PJ, Zhan B, Jiang S (2014) Yeast-expressed recombinant protein of the receptor-binding domain in SARS-CoV spike protein with deglycosylated forms as a SARS vaccine candidate. Hum Vaccin Immunother 10(3): 648–58.

16. Wu V, McGoogan JM (2020) Characteristics of and important lessons from the coronavirus disease 2019 (COVID-19) outbreak in China. JAMA Network, https://jamanetwork.com/journals/jama/fullarticle/2762130.

17. Minder R, Peltier E (2020) Virus knocks thousands of health workers out of action in Europe. New York Times, March 24. https://www.nytimes.com/2020/03/24/world/europe/coronavirus-europe-covid-19.html.

11: O Obelisco Quebrado

1. Crowley M (2019) What is the G20? New York Times, June 27. https://www.nytimes.com/2019/06/27/world/asia/what-is-the-g20.html, accessed December 29, 2019.
2. Hotez PJ (2016) Blue Marble Health: An Innovative Plan to Fight Diseases of the Poor amid Wealth. Baltimore, MD: Johns Hopkins University Press.
3. Caplan AL, Hotez PJ (2018) Science in the fight to uphold the rights of children. PLOS Biol 16(9): e3000010. https://doi.org/10.1371/journal.pbio.3000010.
4. Gostin LO, Meier B, Thomas R, Magar V, Ghebreyesus TA (2018) 70 years of human rights in global health: Drawing on a contentious past to secure a hopeful future. Lancet 392: 2731–35.
5. Hunt P (2006) The human right to the highest attainable standard of health: New opportunities and challenges. Trans R Soc Trop Med Hyg 100(7): 603–7.
6. Hotez PJ, Fenwick A, Molyneux DH (2019) Collateral benefits of preventive chemotherapy: Expanding the war on neglected tropical diseases. N Engl J Med 380(25): 2389–91. doi: 10.1056/NEJM p1900400.
7. Hotez PJ, Engels D, Gyapong M, Ducker C, Malecela MN (2019) Female genital schistosomiasis. N Engl J Med 381(26): 2493–95. doi: 10.1056/NEJMp1914709.
8. Hotez PJ (2019) Science tikkun: A framework embracing the right of access to innovation and translational medicine on a global scale. PLOS Negl Trop Dis 13(6): e0007117. https://doi.org/10.1371/journal.pntd.0007117.
9. Wyndham JM, Weigers Vitullo M (2018) Define the human right to science. Science 362(6418): 975.
10. Menil Collection (n.d.) About the Menil. https://www.menil.org/about.

Índice

Os números de páginas em *itálico* se referem a ilustrações e tabelas.

A

acesso a vacinas como direito humano, 155-57
Aeras, 136
Aeroporto Internacional de King Abdulaziz, 75, *76*
Afeganistão, doenças no, 71
África: mudanças climáticas, 52. *Ver também países específicos*
   capacidade de desenvolvimento de vacinas, 14
   conflitos, 80, 81-82, 85, 90-91
   DTNs, 80-81
   esquistossomose, 53-54
   malária, 55-56
   megacidades, 57-58
   programas de saúde global, 6-7
   visitas, 68-69
Agência de desenvolvimento internacional dos EUA, 6
Agenda Global de Segurança na Saúde (AGSS), 115-16, 154
Al Salem, Waleed S., 78
Alarcón-de Noya, Belksiyolé, 98
Alberts, Bruce, 41
Aliança Global de Vacinas e Imunizações, 7
alumínio como adjuvante, 147
Amazon.com e movimento antivacinas, 11, 122, 126-27
América Central, 93-94
ancilóstomos, vacina contra, 132, 133-34
ancilostomose, 53
Antropoceno, *48*
   doenças, *111*
   guerras e colapso político, 49-51
   mudanças climáticas, 51-57
   nacionalismo, 66-67
   pobreza, 62-66
   urbanização, 57-62
   visão geral, 46-48
Arábia Saudita. *Ver* Reino da Arábia Saudita
arbovírus, 12, 92-93, 101-3, 108, 109
Argentina, doenças na, 64
Assembleias Mundiais da Saúde, 31-32, 34, 35
autismo e movimento antivacinas, 120-22, 126
Azar, Alex, 32

B

barbeiros, 100-101
Bausch, Daniel, 89
Baylor College of Medicine, 4

Baylor University, Simpósio de STEM e Humanidades, 46
Bendavid, Eran, 82
Betancourt, Miguel, 141
Beyrer, Chris, 50
Blair, Tony, 6
blue marble, saúde, 63-64
Blum, A. J., 53
Boko Haram, 82-85, *83*
Bottazzi, Maria Elena, 92, 132, 147
Brasil, 64, 97, 140-41
Buhari, Muhammadu, 84
Bush, George W., 6

C

calazar, 10, 81, 85-87
Canadá, SARS, 114
Caplan, Arthur, 156-57
caramujos, 45, 53-54, 77, 101
CDC, 115
CEPI (Coalizão para Inovações em Preparação para Epidemias), 134-35, 152, 154
Chagas, doença de, 64-65, 92, 100-101, 134, 141
Chávez, Hugo, 95
Chikungunya, 55, 60, 102
China, 114, 116, 147-48
Chumakov, Konstantin, 27
Chumakov, Mikhail, 24, 27-28
ciência para o benefício da humanidade, 160-61
  como complemento da política externa, 1-2
  direito de acesso, 158-59
  universidades *land-grant*, 159-60
cientistas como embaixadores das vacinas, 159-60

Clemens, John, 74
Clinton, Hillary Rodham, 1-2, 40
cobertura universal de saúde como direito humano, 157-59
cobertura vacinal, reduções na, 71, 84, 96, 121-22, 123
colaboração: para abordar o avanço das doenças, 112
  científica internacional, 143
  DCVMN, 141-43
  parcerias para desenvolvimento de produtos, 135-38, 142
colapso econômico e mudanças climáticas, 13
cólera
  diplomacia das vacinas, 116-17
  na Nigéria, 84
  no Iêmen, 10, 73-74
  vacina, 74, 91
Colômbia, doenças preveníveis com vacinas na, 97-98
comitês de ação política (CAPs) e movimento antivacinas, 11-12, 123, 126, 156
conflitos políticos na África, 80, 81-82, 85, 90-91
  avanço de doenças, 9-10, 49-51
  epidemia de Ebola, 88, 89
  no Iêmen, 43-44, 73
  no Oriente Médio, 2-3, 70
Coreia do Sul, fundos de tecnologia em saúde global, 143, 154
coronavírus: CEPI e, 135. *Ver também* síndrome respiratória aguda grave (SARS), pandemia
  como ameaça pandêmica, 144-45
  mercados molhados da China e, 147-48

coronavírus, doença de 2019-2020 (Covid-19)
    como ESPII, 116
    desencadeadores, 148-49
    emergência, 11, 148
    movimento antivacinas e, 129
    nações do G20 e, 65, 152
    no Oriente Médio, 74
    no sul da Europa, 77
    no Texas, 108
    P. Hotez como educador e palestrante, 150-51
    perturbações por, 113
    urbanização e, 60-61
    vacina contra SARS-CoV-2 e, 149-51
Covax, 152
crianças. *Ver também* doenças preveníveis com vacinas na infância
    direito a vacinas e, 156-57
    mortes de, 75, 82
crises de refugiados, 72, 95
Crutzen, Paul, 46

D

Damisa, Eunice, 84
Dammam, Arábia Saudita, 1, 3
de Quadros, Ciro, 36-37
Declaração de Salzburg da Aceitação de Vacinas, 127
Deer, Brian, 121-22
dengue, infecções pelo vírus, 54-55, 76-77, 101-2, 103, 132
Departamento de Desenvolvimento e Pesquisa Avançada em Biomedicina, 117-18, 134
Departamento de Estado (EUA), 26, 69. *Ver também* programa de enviado científico dos EUA
desenvolvimento de vacinas, 92, 132-34, 139, 141, 143-45. *Ver também* poliomielite; parcerias para o desenvolvimento produtivo; Texas Children's Center for Vaccine Development
deslocamentos internos e doenças, 10-11, 93, 96-97, 99
desmatamento e doenças, 89, 99-100
desnutrição e funções imunológicas, 86
diplomacia da saúde global, 17-20
diplomacia das vacinas como estratégia preventiva, 153-54
    benefícios, 131, 153
    definição, 2
    elementos da, 20-21
    história da, 21-29
    PDPs e, 137-41
    promessa, 160-61
diplomacia das vacinas União Soviética-EUA
    atual, 37
    poliomielite e, 2, 3, 17, 23-24, 26-28
    variola e, 33-37
direitos humanos e saúde, 155-59
dispensa de vacinas por crenças pessoais, 121, 123, 126
doenças emergentes, definição, 5
doenças infecciosas e tropicais
    causas para o aumento, xi, 4, 9-13
    perspectivas para eliminação, 4-5
    reduções e ODMs, 6-9
doenças não contagiosas, epidemias, 61

doenças negligenciadas
  definição, 5
  fundos de inovação para vacinas, 155
doenças preveníveis com vacinas na infância, 5, 7-9, 10, 96-98
doenças tropicais negligenciadas (DTNs)
  ameaça global, 131-32
  definição, 5
  desenvolvimento de vacinas para, 132-34
  em países de maioria muçulmana, 40
  índice de paz global e prevalência, 49-50
  na África, 80-81
  na Venezuela, 98-103
  pobreza e, 62-66
  programas de tratamento em massa, 56
  urbanização e, 58-59
domínio de ligação ao receptor, 146, 149
Du, Lanying, 145, 146
Du, Rebecca, 49
duplo uso de vacinas, 136-37

E

Ebola, vírus
  diplomacia das vacinas, 117-18
  na RDC, 10, 88-91
  perturbações pelo, 113
  vacina para, 90-91, 131, 134
emergências de saúde pública de importância internacional (ESPIIs), 88, 90, 114, 116

Escola Nacional de Medicina Tropical, Baylor College of Medicine, 13, 92, 108
esquistossomose, 45, 53-54, 58, 77, 101, 134
Estado Islâmico, 43, 45, 69, 70-71, 73
Estado Islâmico no oeste da África, 82-85
estigma de cicatrizes faciais, 72
Estudo de Carga Global das Doenças, 7-8, 9, 132

F

Facebook e movimento antivacinas, 11, 126-27
Fiocruz (Fundação Oswaldo Cruz), 140-41
Foege, William, 35-36
Força-Tarefa Global para Controle do Cólera, 117
Fórum Econômico Mundial em Davos, 134
Fundação Bill e Melinda Gates, 7, 32, 134, 136, 143
Fundação Binacional de Ciências EUA-Israel, xi, 139
Fundación Carlos Slim, 141
Fundo Global contra Aids, Tuberculose e Malária, 6
fundos de tecnologia em saúde global, 143

G

Galveston National Laboratory, 146
Gavi, a Aliança das Vacinas, 7, 8, 117, 152
Gettleman, Jeffrey, 81

Ghebreyesus, Tedros A., 157
Gini, coeficiente, 107-8
GlaxoSmithKline, 136-37
Gore, Al, 52
Gostin, Lawrence, 157
Grillet, Maria, 98-99
Grupo dos 20 (G20), nações
    Covid-19, 65, 152
    DCVMN, 142-43
    diplomacia das vacinas como prioridade, 154-55
    fundos de tecnologia em saúde global, 143
    nacionalismo, 66-67
    pobreza e doenças, 63-66
    Guerra Fria
    diplomacia das vacinas, 23-24, 26-28
    varíola, 35, 37
guerra. *Ver* conflitos políticos
Guillain-Barré, síndrome, 102
Gupta, Sanjay, 150

H

Haje e doenças infecciosas, 75-77
Hay, Simon, 54
Henderson, Donald A., 35, 36
hesitação às vacinas, 12, 31, 128
Heymann, David, 115
HIV/Aids e calazar, 87
Homma, Akira, 140
Horstmann, Dorothy, 27, 28
Hotez, Ann, xiii, 151
Hotez, Eddie, 125
Hotez, Rachel, 120, 121, 122, 151
Hunt, Paul, 158
Hussein, Taha, 38

I

Iêmen
    cólera, 10, 73-74, 117
    conflitos, 43-44, 73
    mortes de crianças, 75
imigrantes somalis, sarampo, 123-24
Índia, diplomacia das vacinas, 139
Índice de Paz Global, 49
Indonésia e gripe aviária, 115
indústrias farmacêuticas, 14, 133, 134-35, 138, 142
infecções bacterianas, 59-60
infecções helmínticas, 53-54, 56, 58-59, 65, 145
influenza, 49, 115, 119, 152
Iniciativa Internacional da Vacina contra a Aids PDP, 136
Iniciativa para Erradicação Global da Poliomielite, 31, 32
Iniciativa Presidencial contra a Malária (US), 6
instabilidade política na América Latina, 93-96
    avanço de doenças, 92, 113
Instituto Butantan, 140, 141
Instituto de Doenças Parasitárias, 147
Instituto de Pesquisa em Doenças infecciosas, 137
Instituto Internacional de Vacinas, 137
Instituto Sabin de Vacinas, 15, 37
Instituto Salk, *25*, 25-26
intensificação imunológica, 145-46
Irã
    conflito, 2-3
    Covid-19 no, 74
    desenvolvimento de vacinas, 139

diplomacia das vacinas, 42-44
tecnologias nucleares, 143-44
Iraque, doenças, 71
Israel, biotecnologia, 139

J

Japão, fundo de tecnologia em saúde global, 143, 154
Jefferson, Thomas, 22
Jenner, Edward, 21-22, 23
Jiang, Shibo, 145, 146
judeus ortodoxos, sarampo, 124

K

Katz, Rebecca, 19-20
Kennedy, Robert F., Jr., 127-28
Kickbusch, Ilona, 19
Ko, Albert, 59-60

L

La Guajira, Colômbia, 97-98
leishmaniose cutânea, 10, 71, 72, 99-100
leishmaniose visceral, 10, 81, 85-87
leptospirose, 59-60
leveduras, vacinas recombinantes produzidas em, 147, 149
licenciamento de vacinas, 133
Lugar, Richard, 40
Lustigman, Sara, 145

M

macrófagos, 86
Maduro, Nicolás, 95-96, 105

Malária
avanço, 9-10
em megacidades, 60
esforços globais de erradicação, 5, 35
mudanças climáticas, 55-56
na Venezuela, 98-99
vacina Mosquirix, 136
Marrocos, 43, 44, 69
megacidades e doenças, 11, 13, 57-62
Mehta, Priyanka, 61
Merck & Company, 88, 117, 134
MERS (Síndrome Respiratória do Oriente Médio), 14, 135, 144-45, 151-52
México, 64-65, 92, 141
migrações humanas e doenças, 10-11, 13, 70, 89. *Ver também* crises de refugiados
modelo de negócios para vacinas contra DTNs, 133, 134
morcego-das-frutas, 89
mosquitos
Aedes, 54-55, 60, 76-77, 101-2
Anopheles, 60, 99
Haje, Umra, 76-77
vírus transmitidos por, 92-93
mosquitos-palha, 71, 72, 86, 87, 100
movimento anticiência e perfil dos cientistas, 150-51
movimento antivacinas
ameaça, 32
avanço, 119
componentes, 122-23
comportamentos predatórios, 12
contra-atacando, 119-20, 124-28
crescimento, 11-12
globalização, 128-30

movimento *Tea Party*, 156
no Texas, 108
sarampo, 12, 119, 120-21, 123-24, 128-29
mudanças climáticas
    avanço das doenças, 12-13
    desmatamento, 89
    epidemias, 53-57
    instabilidade política, 51-53
    na América Central, 94
    negação, 122
    no Oriente Médio, 77
Murray, Kristy, 92-93, 94

N

nacionalismo e avanço de doenças, 11-12, 66-67
não guerras na África, 81-82
Nasr, Vali, 70
nefropatia mesoamericana, 94
New York Blood Center, 145, 146
Newman, Barnett, *Obelisco Quebrado*, 160, *161*
Nigéria, 82-85, *83*
Norte da África. *Ver* África
Novo Mundo, doenças, 106-9, *111*
nuclear, tecnologia, 143-44

O

Obama, governo
    Ebola, 117, 134
    extensão para o mundo islâmico, 38-39
    Irã, 3
    posto de enviado científico, 1-2, 40-41

Obelisco Quebrado (Newman), 160, *161*
Objetivos de Desenvolvimento do Milênio (ODM), 5-9, 19, 62, 133
"*Operation Warp Speed*," 151-52
organismos geneticamente modificados, medo de, 122
Organização das Nações Unidas (ONU)
    Convenção sobre os Direitos das Crianças, 157
    Declaração de Direitos Humanos, 157-58, 159
    Objetivos de Desenvolvimento do Milênio, 5-9, 19, 62, 133
Organização Mundial da Saúde (OMS)
    emergências de saúde pública de importância internacional, 88, 90, 114
    estabelecimento, 19, 113-14
    EUA, 116
    Grupo Consultivo Estratégico de Especialistas, 118
    pré-qualificação de vacinas, 141-42
    programa Saúde como Ponte para a Paz, 29
    Projeto de Cessar-fogo Humanitário, 29-30
    sarampo, 10-11
    segurança em saúde global, 115
    sobre a hesitância às vacinas, 12
    vacina contra cólera, 74
    vacinação em emergências humanitárias, 118-19
Organização Pan-Americana da Saúde, 36-37
Organização para a Cooperação Islâmica, nações, *39*, 40, 76, 139

Oriente Médio. *Ver também países específicos*
　desencadedores de doenças, 45-46
　diplomacia das vacinas, 78-79
　doenças, 2, 70-72
　infraestrutura de vacinas, 14, 18
　instabilidade, 69-70
　mudanças climáticas, 51-52, 77
　visitas ao, 68-69

P

Países de maioria muçulmana e programa de enviado científico, 38-41
Paniz-Mondolfi, Alberto, 96
papilomavírus humano (HPV) vacinas, 119, 129
parcerias para a diplomacia das vacinas, 137-41
parcerias para o desenvolvimento produtivo (PDPs), 135-38, 142
Pasteur, Louis, 23
PATH (Programa para Tecnologias Apropriadas em Saúde), 136, 137, 149
Península Arábica. *Ver* Oriente Médio
Plano Emergencial do Presidente para Alívio da Aids (US), 6
Pobreza
　DTNs, 62-66
　efeitos de mudanças climáticas, 52-53
　em nações ricas, 7
poliomielite
　África, 84
　epidemias, 24
　erradicação, 28-29, 31, 32-33
　incidência global, 32
　vacina oral, 2, 3, 17, 23-24, 26-27
　vacina Sabin, 16-17
　vacinação global, 8
poliovírus derivado da vacina, 33
política externa, ciência como complemento, 1-2
programa de enviado científico dos EUA
　criação, 40-41
　P. Hotez, xi, 1-2, 13-14, 41-44, 45, 68

R

raiva, 60, 71, 132
Raw, Isaias, 140
Rawal, Kamal, 132
Rede dos Fabricantes de Vacinas dos Países em Desenvolvimento (DCVMN), 141-43, 155
redes sociais e movimento antivacinas, 11
Regulamento Sanitário Internacional (RSI [2005]), 19, 31, 114-15, 116
Reino da Arábia Saudita
　ataques terroristas, 69
　centro para DTNs, 78
　colaboração em vacinas, 4, 79, 138
　Covid-19, 74
　diplomacia das vacinas, 2, 3, 138-39
　Haje e Umra, 75, *76*
　Iêmen, 73, 74
　programa de enviado científico, 4, 43-44
relações internacionais e saúde global, 18-19
República Centro-Africana, 85, 87-88
República Democrática do Congo (RDC), 85, 87-91, 118, 131
risco atribuível, 106-10

Rogan, Joe, 126
Rotary International, 32
Ruscio, Bruce, 69
Russell, Philip K., 36
Rússia, diplomacia das vacinas, 139-40

S

Sabin, Albert, 2, 3, 14, 15-17, 24-25, 26-29, *29*
Sabin, Heloisa, 15-16
Salk, Jonas, 24, 25, 26, 28-29, *29*, 127
Samoa, sarampo, 119, 129
Saraki, Toyin, 84
Sarampo
    movimento antivacinas, 12, 119, 120-21, 123-24, 128-29
    na RDC, 91
    na Venezuela, 96-97
    vacinação global contra, 7-8
SARS (síndrome respiratória aguda grave) pandemia, 19, 114, 144, 145-47, 151-52
SARS-CoV-2, vacina, 147-51
SARS-CoV-2. *Ver* coronavírus, doença de 2019-2020 (Covid-19)
saúde planetária, 47-48
segurança da saúde global, 113-15
Shepherd, H. R., 15
Síndrome Respiratória do Oriente Médio (MERS), 14, 135, 144-45, 151-52
Síria, doenças, 71
Slim Domit, Marco Antonio, 141
Smorodintsev, Anatoly, 24
Stanaway, Jeffrey, 49
Sudão do Sul, 85-87
sul da Europa, doenças, 77

Sun, Lena, 123
Swanson, William, 27

T

Tapia-Conyer, Roberto, 141
temperaturas, aquecimento, 45, 51-52, 54-56
testes de vacinas, 132
Texas, 107-8, 121, 123, 126, 156
Texas Children's Center for Vaccine Development, 13, 53, 78-79, 132, 137-38
Texas Children's Hospital, 4
Thomson, Madeleine, 55
Toxocara, vermes e toxocaríase, 58-59
transparência e epidemia, 114
Triângulo Norte (El Salvador, Guatemala, Honduras), 93-94
tripanossomíase, 81, 87-88
Trump, Donald J., 3, 96, 116
Trypanosoma cruzi, 100
tsé-tsés, 87-88
tuberculose, 5, 61, 78, 132, 136
Tunísia, 43, 44, 69

U

Umra e doenças infecciosas, 75-77
Universidade de Ciência e Tecnologia de King, 4
Universidade George Washington, Departamento de Microbiologia e Medicina Tropical, 6
Universidade King Saud, 4, 138
universidades e institutos de pesquisas como tesouros nacionais, 4, 160-61
Urbani, Carlo, 145

urbanização
  avanço de doenças, 11, 13
  epidemias, 57-62, 89
  na Venezuela, 99-100
  no Oriente Médio, 45-46

V

Vaccines Did Not Cause Rachel's Autism (Hotez), 121, 122
vacinação em anel, 33, 118
vacinas, introdução, 136
vacinas, produção, 132-33
vacinas recombinantes produzidas em leveduras, 147, 149
varíola, 21-22, 23, 33-37, 34
Velho Mundo, doenças, 109-10, *111*
Venezuela
  crises, 94-96, 103-4
  doenças preveníveis com vacinas, 9, 96-98
  DTNs, 98-103
  mudanças climáticas, 52
  necessidade da diplomacia das vacinas, 104-5
  risco atribuível, 106-7
vetores insetos, disseminação de doenças. *Ver também* mosquitos; barbeiro; caracóis; mosquitos-palha; programas de controle; tsé-tsés.
  aumento das temperaturas, 45
  na Península Arábica, 2
Vinetz, Joseph, 59-60
vírus sincicial respiratório (VSR), 145-46
Vitullo, Margaret Weigers, 158

W

Waldor, Matthew, 74
Walter Reed Army Institute of Research, 136, 146
Wayuu, povo, 97-98
Welcome Trust, 134
Westphal, Joseph, 79
Wilson, Mark, 60
Woc-Colburn, Laila, 92
Wyndham, Jessica, 158

Y

Yanomami, povo, 97, 103-4

Z

Zaire, República do, 90. *Ver também* República Democrática do Congo
Zerhouni, Elias, 41
Zewail, Ahmed, 41
Zhdanov, Viktor, 33-34
Zika, vírus, 55, 60, 64, 102
zonas de perigo para doenças
  determinantes sociais, 106, 110, *111*, 112
  guerras, conflitos, 49
  na África, 80, 83-85
  visão geral, xi
zoonoses, 71